上野千鶴子が聞く
小笠原先生、ひとりで家で死ねますか？

上野千鶴子　小笠原文雄

朝日文庫

本書は二〇一三年二月、小社より刊行されたものです。

上野千鶴子が聞く
小笠原先生、ひとりで家で死ねますか?

●目次

上野千鶴子が聞く
小笠原先生、ひとりで家で死ねますか？

はじめに

上野千鶴子

家族がいようといまいと、「家にいたい」はお年寄りの悲願……長年の取材でわたしはますますそう確信を強めてきました。それなら今自分のいるひとり暮らしの住まいで、要介護状態になったらそのまま介護を受け、末期になったらそのままそこで死んでいく……ことができないだろうか。そう思ったことが本書のきっかけになりました。

これから先、おひとりさまはますます増えることでしょう。わたしのような「負け犬」おひとりさまだけでなく、子どもがいても遠くに離れて住んでいたり、超高齢化で子どもに先立たれる高齢逆縁もあります。これまでの日本人の老後の幸せは、家族のなかの老後。子や孫に囲まれて亡くなるのが理想でしたが、だからこそ、子どものない老後ほど、みじめなものはない、と考えられてきました。そんなおひとりさまの最期は、施設か病院で。在宅死は家族のいる人たちの特権で、おひとりさまには夢のまた夢……と思ってきましたが、そんなおひとりさまにも、在宅で死ねる選択肢が登場してきたようです。

それをわたしは「在宅ひとり死」と呼んでいます。たとえ血がつながらなくても周囲の人たちに支えられていればけっして孤独ではありませんから、「孤独死」とは呼びません。看取り手がいませんから「在宅看取り」でもありません。ひとりで生きてきたように、ひとりの暮らしの場で死んでいく。それでよいと思えれば、どうやら選択肢はありそうです。

在宅ひとり死の現場を支える実践者の方たちにお会いしたのも大きな勇気のもとになりました。そのおひとりが、日本在宅ホスピス協会会長、小笠原文雄《ぶんゆう》先生です。先生とご一緒に、末期がんや高齢者世帯の在宅医療の現場をお訪ねして、「これなら、できる」と手ごたえを得ました。

「小笠原先生、ひとりで家で死ねますか？」

できない、と思っていたことにも可能性がある。なぜなら、前例のないことを可能にしたパイオニアたちがいたからです。本書はそのための智恵と工夫を、小笠原先生の臨床の経験から徹底的に学ぶための本です。どうしたら在宅ひとり死が可能なのか、どんな条件があればよいのか、がんの場合は、老衰の場合は、ぼけたらどうするのか、家族との関係は、お金はいくらあればよいのか……徹底的にお尋ねしました。小笠原先生はご自分のノウハウや経験を、惜しみなくわたしたちに伝えてくださいました。

どうぞみなさまも、本書から学んでください。そして在宅ひとり死を、選択肢のなかに加えてください。

第1章　がんで死ぬのがいちばんですか

現在、日本人の死因は上から順に、がん、脳心臓血管障害、肺炎、不慮の事故、老衰となっています。70歳以上の高齢者に限ると、がんで死ぬか、心臓麻痺や脳梗塞で死ぬか、あるいは誤嚥《ごえん》性や感染症による肺炎で死ぬか、の3つにひとつ。なにごとも起きなければ老衰で大往生ということになります。老衰にはかなりの確率で認知症が伴っているといわれます。

戦前の日本人の死因のトップは感染症でした。なかでも結核が断トツでした。それが衛生水準、医療水準、栄養水準、介護水準の向上のおかげで、わたしたちは死ぬまでに長いながい下り坂の時間を経験するようになりました。長寿はわたしたちが望んで得た文明の恩恵です。呪うにはあたりません。

このなかでＰＰＫ（ピンピンコロリ）といえるのは、脳心臓血管障害、つまり心臓発作や脳内出血を起こして死ぬことですが、そうは問屋が卸しません。どんな死にいたる病にも小さな前兆があり、その期間は短くありません。心臓血管障害も、不整脈などの前兆があり、高血圧や心筋の痛みなどに耐えなければなりません。脳出血は重篤になるまでに小さな出血をくりかえしますので、倒れているところを見つかれば、病院にかつぎこまれます。軽ければリハビリ等で回復できますが、半身麻痺、言語障害など、重篤な後遺症が残ることもあります。体力が落ちているところへ、誤嚥などで肺に病原菌が入ったり、褥瘡《じょくそう》(床ずれ)から感染症を起こして死ぬこともありますが、今日の手厚い看護のもとでは、感染症で死なせない、のが医療の目標です。ですから誰もがゆっくり死ぬのです。

生まれ方を選べないように死に方も選べません。ですが、お医者さまにお聞きすると、「選べるならがん死」というお答えが返ってきます。

まずがんになったとわかってから実際に死ぬまでに、進行の早い遅いの違いはあるけれど、死を予期する時間があること。かなり末期になるまで活動性があり、いわゆるADL(日常生活動作)の自立が可能であること。こわいのは末期の骨転移などによる痛みですが――死ぬのはこわくない、痛みがこわい、と言う方はたくさんいらっしゃいます――その痛みのコントロールも昔に比べるとかくだんによくなって、こわがるに及ばないこと。死の直前まで意識がはっきりして、周囲とコミュニケーションがとれること。

そして意識混濁状態におちいってからが短期間であること。

以上のような理由から、末期がんの患者は、在宅で死ぬための条件を満たしているように思えます。かつてなら末期の患者を自宅に連れ帰るのはもってのほか、でした。とはいえ、他方で医療が見離した患者に、家に戻ったほうがよいとすすめる医者もいます。ですが、末期がん患者の在宅は、家で献身的に看病してくれる家族あってこそ。家族のいないおひとりさまには、ありえない選択肢でした。その家族が末期がんの患者を受け入れるのはこわいとか不安だとか抵抗すれば、家に帰りたいという患者の望みもかないません。

誰にも遠慮と許しのいらない自分の家に戻って、自分のペースで暮らしながら、死を迎えたい。この望みは、存外、おひとりさまだからこそ可能になるという逆転勝利！が待ち受けているかもしれません。

この目からウロコの実践を、地方都市で実現しているドクターがいらっしゃいます。小笠原文雄先生です。実践現場に学んでみましょう。

（以下、各章のまえがき、問い＝Qは上野千鶴子、答え＝Aは小笠原文雄）

Q1　日本人の死因は上から順に、がん、脳心臓血管障害、肺炎、不慮の事故、老衰（厚労省　２０１１年）となっています。どの死に方がいちばんいいでしょうか。選べるとしたら先生自身はどれを選びますか。

A1　在宅ホスピス緩和ケアのプロフェッショナルのチームがついていれば、がん死がベストだと思います。私が自分で選べるとしたら、やっぱりがん死でしょう。

なぜならがん死は亡くなるまでに一定の時間が残され、その時間を「別れの準備」に使えるからです。家族や友人など、自分の大切な人たちとそれまで以上に濃密な時間が過ごせるかもしれません。別れを告げるべき人に別れの挨拶もできるでしょう。気がかりなことに決着をつけたり、心残りだったことに思い切って踏み出すことだってできるでしょう。遠からぬ死を覚悟することで、いま生かされている命の意味を知ったと語る人は少なくありません。
実際、その時間をかけがえのないものとして生きた多くの人たちの口から「天国にいるようだ」「極楽にいるようだ」「（これまでの人生で）今がいちばん幸せ」ということばを聞いてきました。悟りの境地とは、こういうものかもしれない、と胸打たれることもしばしばです。彼らはこの世の命を終えるその日まで、安らか・大らか・朗らかに日々を過ごし、清らかに旅立っていきます。そのような死のあり方を、私は「希望死・満足死・納得死」の3点セットと呼びます。

希望死とは本人が自分で望む死のあり方です。オギャーと生まれた場所や境遇は選べませんでしたが、死ぬ場所と死に方くらいはある程度、選ぶことができます。少なくとも「こんな死に方はいやだ」という希望を周囲の人に伝えておくことで、自分なりの死の準備はできるものです。

満足死とは、希望した死のあり方がほどほどにかなえられることです。残された人たちも「満足死したことを喜んでくれる」死に方であれば、それ以上の幸いはありません。

納得死にはちょっと説明が必要です。自分が希望する死に方のイメージがあっても、家族や親族の間で意見の相違や行き違いがあったりして、うまくいかない場合も多いものです。それぞれが少しずつ歩み寄ることで、誰もが「これで、よかった」と折り合えるような、そこそこの死に方ができればそれでよし、と思える地点にいたる死に方です。

がん死は、この3つがセットでそろいやすいということです。

ただし、3点セットの実現には条件があります。冒頭で触れたように、最期の時間を本人が過ごしたい場所――多くの人にとってそれは住み慣れた自宅です――で、心身の苦痛からできるだけ解放されていることです。そのためには在宅ホスピス緩和ケアのプロフェッショナルチームの伴走が欠かせません。在宅ホスピス緩和ケアのプロフェッシヨナルのチームについては、このあとの質問に徐々にお答えする形で紹介していきましょう。

がん死以外についていえば、本人が楽という意味で不整脈死も悪くないと思います。心停止ならスーッと意識がなくなり、苦しみはまったくといっていいほどないのですから。とはいえ、これでは残された家族はたまりませんね。心の準備も別れの挨拶もできず、亡くなったあとも気持ちの区切りがつけにくく、悲嘆の気持ちをこじらせてしまう場合さえあります。本人は楽でも、残された人たちが苦しむような死を「よい」と考えるかどうか、評価が分かれるでしょう。

高齢になっても大きな病気に見舞われることなく、ぼけずにコロッと老衰で死ねれば、こんなにいいことはありません。そういう人の最期に立ち会うと、お見事！　と拍手したい気持ちになります。とはいえ、現実的にはこれほど申し分のないＰＰＫ（ピンピンコロリ）で亡くなられる人は限られています。多くの人がＰＰＫという夢に憧れるのももっともかもしれませんね。

コラム　在宅ホスピス緩和ケア

「具合が悪くなった時に、その都度、患者からの要請で医師が家に来て診る」という、いわゆる往診とは異なり、具合が悪くならないようにあらかじめ病態をコントロールし、計画的に患者の自宅を訪問するのが訪問診療です。この訪問診療に歯科医師、薬剤師、看護師、ケアマネジャー、ヘルパーなどの多職種が加わり、必要に応じて適切に組み合わせ（ケアマネジメントし）ながら、連携して患者を支えていくのが在宅医療の根本です。ここに緩和ケアが加わると、在宅緩和ケアとなります。緩和ケアとは、「緩和＝痛みや苦しみを和らげること」と、「ケア＝互いの心が通い合うことで、暖かいものが生まれ、生きる希望や力がみなぎること」とを合わせたことばで、在宅医療の核になるものです。ここにいのち・看取りの哲学でもあるホスピスの理念や死生観などを加えたものを在宅ホスピス緩和ケアといいます。

Q2　がんになったら、告知は受けた方がいいですか。

A2　受けた方がいいか、受けない方がいいか、と問われたら、私の答えは受けた方がいい、です。

告知を受けないと「孤独死」する可能性があるからです。ここで言う「孤独死」とは一般的な意味で使われる「ひとり暮らしの人が、誰にも知られずひとりで死ぬ」ことだけではなく、周りに人がいても誰とも心が通わず、疑心暗鬼のまま不安と孤独のうちに死んでいくことです。一人ではなく独りのまま亡くなることを「孤独死」と定義します。だから、病院にいても「孤独死」はあります。

告知を受けなくても、病気そのものは否応なく進行します。人によって濃淡はありますが、なぜこんなに苦しいのか、おかしいじゃないか、医師の治療は大丈夫か、などの不安や不満が生じます。疑心暗鬼にも陥るでしょう。

告知しないという決断が周囲の「思いやり」や「優しさ」からされたことであっても、本人にすればこの非常事態に自分だけが本当のことから遠ざけられているという不信感や疎外感はぬぐい難く、それらはやがて容易に身近な人への怒りや虚無感に変わります。やりきれなさを周囲の人にぶつけては、人間関係にヒビが入り、そのことでさらに本人自身が傷つくことにもなります。

医療者の側もまた、本当のことを告げられないことに苦しみます。たえず嘘を言うことで患者さんと目を合わせるのがつらく、信頼関係を築くことは難しくなるでしょう。なにかのはずみに嘘がばれようものなら、その後の信頼関係の修復は困難で、ぎこちなさやもどかしさを抱えたまま患者さんが死にいたってしまうこともしばしばです。

ひとくちに告知といっても、状況によって4つの場合に分かれることにも触れておきましょう。告知には、①はじめてがんに罹患した患者さんに治ることを前提に語られる最初の告知、②治療しても効果が思うように得られなかったことを了解してもらう告知、③再発したことを伝える告知、④末期であることを納得してもらう告知の4つがあります。さらに③は、積極的な治療ができる場合と、できない場合とに分けられます。①と③の前者の場合は告知が一般的になりつつありますが、②④と③の後者の場合は微妙です。というのも、患者さんは「これ以上、できる治療はない」と退院を余儀なくされるため、本人は、回復が望めない失意に退院後の暮らしの不安が重なって、多くの場合、心身ともにより深刻な局面に立たされるからです。

73歳で咽頭がんと転移性肺がんを患ったエミコさん（仮名、以下同）のケースがそうでした。抗がん剤の治療を受けましたが、残念ながらがんの縮小は認められず、抗がん剤もこれ以上使えないという限界に達したため、担当医は「がんはよくなった」と嘘をついて退院してもらったそうです。エミコさんは、よくなったと思いこんで退院したのに、その後も腫れは引かず、痛みも治まらないため、不安と恐怖が募って、なにかというと救急車を呼んでしまうようになりました。

とうとう病院の看護師に「これ以上、救急車で来てはだめ」と言われ、私のクリニックを紹介されました。最初の訪問の際、本人に「がんはどうなったと思っていますか？」

と尋ねたら、「治ったと言われたのに痛い、おかしい」と不信感もあらわです。「本当のことが聞きたいですか」と尋ねると、「教えてほしい」と言われ、抗がん剤が効かなかったことを告げました。

その途端、エミコさんは見る影もなく肩を落とし、ことばもありません。本人だけでなく、そこにいる全員が数分間固まってしまったでしょうか。私は「エミコさん、ここにいる人のなかで誰がいちばん最初に死ぬと思う?」と尋ねてみました。すると、「わしがいちばん先じゃ」と言う。ならば、と私は続けました。「誰でもみんな死ぬんだから下ばかり向いていたらつまらんでしょう。僕らが支えるから、ひとり暮らしでも最期まで家で幸せに生きられるよ。よく寝て、心と身体を暖めて、笑顔で暮らせば免疫力も上がる。それで長生きしている人だっていっぱいいるよ」と。

本人は黙って聞いていたと思います。でも、それから数十分後にはスッキリした表情に変わりました。告知以前の、こわばった、どこか殺気だった雰囲気がまるで別人のようでした。自分がうすうす感じていたことはやはり本当だった、と確かめられたことで安堵できたのかもしれません。疑惑の雲が晴れた喜びと、現実を受け入れる覚悟が同時にやってきたのだと感じました。

告知をしないこと、つまり本人のためと思って「やさしい嘘」をつくことは、本当に残酷です。自分について知っておくべき大切なことを隠されている気配に、人はとても敏感だからです。その上、「やさしい嘘」に応えようと偽りの自分を生きるのは、疎外感や孤立感を深めてしまう以外のなにものでもありません。繰り返しますが、人は、自分に起きている現実がどんなものであれ、それを知り、受け止める以外に困難を乗り越える道はありません。

嘘がないことが、いちばんの良薬です。告知は一時的には本人の気持ちを途方もなく落ちこませ、絶望の淵に追いやるかもしれません。ならば家族も医療者も、その姿から目をそむけず、患者さんの心を感じてともに泣けばいいのです。

ただし告知は、「告知する・される」だけであってはいけません。医療者を含めた周囲の人からの共感と支持、それに最期まで寄り添われ・支えられる安心感とセットになってはじめて意味のあるものとなり、本人だけでなく家族、友人、そして私たち医療者までをも成長させてくれる契機になるのです。

Q3　がんの治療の場の選択肢としては、病院、ホスピス（緩和ケア病棟）、在宅が挙げられます。治療に専念する間は病院を選択するにしても、がん末期の場合はどこがいいですか。その理由はなんですか。

A3 病院よりもホスピスの方がいいと思いますが、在宅療養がベストだと思います。自宅は自由な空間であり、癒しの空間であるからです。そのような場では、社会的疼痛《とうつう》は起こりにくく、スピリチュアルペインはまず起こりません。順を追って説明しましょう。

疼痛には、身体的、精神的、社会的、スピリチュアルペインの4つがあります。4つのなかで病院が得意とするのは、体の痛み、つまり身体的疼痛を取ることです。精神的疼痛については少し弱いかもしれません。病院という日常生活から隔離された環境では、身体的疼痛は取れても精神的疼痛は取りにくいからです。ホスピスでも社会的疼痛やスピリチュアルペインについてはなかなか対応が難しいようです。

一方、自宅療養の場合はどうでしょう。まず社会的疼痛が起こりにくいと記しました。社会的疼痛とは病気によって起きる二次的な影響、たとえば失業するのではないか、経済的に困窮しないか、父や母としての役割が果たせなくなるのではないか、などの不安に起因する心身の痛みを指します。自宅にいれば、母や父、妻や夫などとしての役割を継続したまま生活できますし、たとえ仕事ができなくなっても仲間や友人、知人との交流のなかで自分の価値を再確認することができるでしょう。そもそも自宅なら喫茶店に行こうが、酒を飲もうが、カラオケをしようが誰の許可もいりません。朝、何時に起きようが、夜、何時に床につこうが、マイペースでかまいません。自宅は自分らしいスタイルでいきいきと生きられる場所です。

スピリチュアルペインとは生きる意味や価値を見失ったり、「私」という存在に罪悪感を抱いてしまったりすることです。病院にいると、人が苦しんで死ぬプロセスや、遺族が嘆き悲しむ風景が否応なく目に入るため、死の恐怖が心を支配し、自分が死んだら一体どうなるのかというマイナス思考に陥ります。在宅ならばそれがないとは言い切れませんが、住み慣れた家で、なじみの人の声や音を聞き、暮らしの匂いとともにあることで、意識は自然と死ではなく、今を生きることに向かいます。その積み重ねの先に訪れる死を、より自然な形で引き受けられるようになるでしょう。

身体的疼痛については、病院やホスピスの方に軍配が上がると思っている人が多いのですが、それも違います。身体的疼痛はオピオイド（医療用麻薬、41ページのコラム参照）ができたことと、夜間セデーション（夜間は睡眠薬でぐっすり眠り、痛みを感じないようにする方法。くわしくはA12参照）を実施することで、病院で受ける以上の緩和ケアが自宅でも期待できるようになりました。

そもそも病院でモルヒネを300㎎投与していた人でも、自宅に戻った途端、その量が半分になることもあります。あえて言わせてもらえるならば、病室がストレス空間になってしまっているのです。家という場は、それ自体にモルヒネ効果があるといっても言い過ぎではありません。私が体験した患者さんに限ってみれば、在宅では、がんの末期でもモルヒネを使うことなく亡くなられた人の割合はじつに32％にのぼります（小笠原内科　2012年）。

とはいえ、すぐにでも家に戻ればいい、と単純にはいかない面もあります。まず、家に帰ることへの不安が大きいとその効果は期待できません。家に戻れてよかった、安心、うれしい、という感覚が、モルヒネそのものの効果を高めてくれるのです。退院に反対する医師の言い分は「自宅では痛みのコントロールはできない」というものですが、そのことばこそが痛みのコントロールを困難にするいちばんの元凶であり、患者を追い詰め、苦しめているのです。私がひそかに「悪魔のつぶやき」と呼ぶ所以《ゆえん》です。

たとえ理解のある主治医に恵まれたとしても、患者や家族は在宅療養には不安がいっぱいです。退院に踏み切る際はカウンセリングが必要という考え方もありますが、私たちは「とりあえず家に帰って始めてみましょう」と言います。頭でっかちに考え過ぎると在宅に踏み出せないことも多いからです。

ちょっと脱線しますが、試験外泊と呼ばれるプログラムについてここでひと言触れておきます。試験外泊とは在宅の準備として退院前の2～3日間、家で過ごしてみようというお試しのことですが、これはおすすめできません。

この試みの決定的な欠点は、お試し期間中は在宅ホスピス緩和ケアのシステムを基本的には利用できないことです。想像してみてください。がんを抱えた人が、在宅サポートがなにひとつ担保されないまま家に戻されるのは、装備もナビゲーションもなく、たったひとりで手こぎボートに乗って荒海にこぎ出せ、と言われるようなものです。それこそ不安とストレスで夜も眠れなくなってしまうでしょう。しかし、２０１２年４月からは訪問看護が認められるようになったため、介護をしてくれる同居家族がいる人の場合はなんとかなるかもしれません。しかし、ひとり暮らしの場合はいざというときに往診してくれる医師がいないと不安が強いので、難しいでしょう。

　在宅療養を希望するなら、試験外泊をすすめられてもできる限り避けて、よりよい在宅緩和ケアのチームを見つけることに時間と労力を使ってほしいと思います。

　さて最後の精神的疼痛とは、痛みが起きたらどうしよう、夜はどうしよう、という不安や恐怖やうつ状態などを指します。処方箋は、寝ること、笑うこと、心と身体を暖めることです。これらは延命効果を高めることにもつながります。多くの不安を口にされる患者さんに、私は「どうせ不安を持つなら、うちの看護師さんのふあん（ファン）になってください」と言うと、みなさん笑ってくれます。まあ、そこは苦笑いかもしれません……。

　ともあれ、４つの疼痛すべてに対し、在宅療養のよさがおわかりいただけたと思います。自宅ではどうしても無理、どうしても不安という場合はホスピス病棟がよいでしょう。自宅に比べれば自由も制限されますが、医師や看護師は一般病棟に比べて緩和ケアのスキルがしっかりしています。

Q4　在宅で抗がん剤治療も受けられますか。

A4　治療を受けられないがんと、受けられるがんがあります。在宅で抗がん剤治療が受けられないことがはっきりしているのは、急性白血病など極端に免疫力が低下し、感染のリスクが高いケースです。病院の無菌室などで治療をすることが必須になります。

一方、乳がん、大腸がんなどその他多くのがんの場合は退院して化学療法外来で抗がん剤治療を受けたり、在宅療養に切り替えることができます。食べられない、白血球が減るなどの抗がん剤の副作用のケアは、在宅医や訪問看護ステーションの協力があればある程度可能だからです。

内服薬の抗がん剤を長期間にわたって使う場合は、在宅医が病院の専門医の指示で処方することもできます。その場合、抗がん剤治療を担当する医師を主治医とし、在宅医を副主治医として連携することが欠かせません。この態勢を2人主治医制といいます。2人主治医制のメリットは、在宅で抗がん剤治療ができることと、その後、抗がん剤治療の効果がはかばかしくなく、そのまま在宅緩和ケアに切り替える事態になったとしても、病院の医師から在宅医への主治医の交代がスムーズだということです。

37歳のユミさんはS状結腸がんから骨盤内に再発したため、すでに30回以上の抗がん剤治療に加え、放射線治療も受けていました。それらの治療を継続しながら「子どもが小さいために家に帰りたい」と希望され、小笠原内科がサポートする態勢を整えた上で退院しました。一般に抗がん剤治療後は3日間程度、嘔吐《おうと》が続き、なにも食べられないという副作用があるため、その間のフォローも私たち在宅緩和ケアチームが担いました。

2人主治医制で在宅療養をスタートして間もなく、ユミさんは腸閉そくを合併したために、人工肛門を造設。それを機に本格的に在宅緩和ケアを始めることになりました。

ある日、私が自宅を訪ねた際に「この先、また腸閉そくが起きたら苦しいですか？」と本人から尋ねられ、「モルヒネやサンドスタチンを使えば苦しくないよ。まれに痛み発作が生じることもあります。死んだらもう食べられないからと、嘔吐しても毎日食べ続けた結果、腸が破裂してしまった患者さんも過去にひとりいました。覚悟の上でもそうなってしまうと痛いだろうし、生き延びる可能性はほとんどありません。でも、長い間、痛み続けることはありませんよ。もし強い痛みが出たとしても痛み止めの座薬を使ってください」と説明したところ、「私はどういうふうに死ぬの？　最期まで苦しむの？」と私の目をひたと見据えて畳みかけられました。

私はもう一度、「痛みは極力取りますよ」と応えました。ユミさんは少し考えたあと、

「最期まで子どもたちに心配や恐怖を抱かせたくない。子どもたちの記憶のなかでいつまでも『かわいい母』でいたいから、ホスピス病棟に入院します」ときっぱり告げられました。

苦しむ姿を子どもに見せまいとする決意を、ひしひしと感じました。家にいる時にそれが起きてしまったら、子どもたちを巻きこまざるをえなくなりますが、緩和ケア病棟にいれば、苦しむ姿から子どもたちを遠ざけておくことができるからです。

その後、彼女は緩和ケア病棟に移り、そこで最期を迎えられました。

質問の答えとは少し外れますが、抗がん剤使用の是非について私の考えをここでひと言付け加えておきたいと思います。

がん治療の目的を、最終的には本人のよりよい生を支える、という地点におく場合、トータルに見れば抗がん剤を使うことによってそれを低下させる場合もあることを知っておいていただきたいからです。

抗がん剤は、今この時も刻々と進化しつつある分野です。効果の評価は、立場や状況によってさまざまです。初発のがんに使う際にはよいとしても、再発時に使うか否かはよく考え、使うなら使う、使わないなら使わない、と覚悟を決めて取り組む方がよいでしょう。そうでないと先々どの段階にいたっても、抗がん剤使用の是非について延々と迷い続けることになり、そのために「自分らしく幸せに生きる」ための時間や心身のエネルギーが奪われ、気がついたら病院で終わりを迎えることになりかねないからです。
抗がん剤治療を始めるか否かのインフォームドコンセント（説明にもとづく同意）のための説明を受ける際は、医師に「私のがんに抗がん剤治療をした場合、何％助かりますか」「5年生存率は何％ですか」と率直に質問することをおすすめします。たとえば、すい臓がんの末期の場合、抗がん剤治療の5年生存率は1割に満たないですから、その数字は使用の是非について判断する大きな目安になるでしょう。そういうことに的確に答える医師は信用してもいいと思います。「いや、わからない」「むずかしいな～」などとごまかすような医師は、抗がん剤治療の効果に自信がないか、自分が患者の立場ならしない、と考えているかのどちらかかもしれません。

Q5　病院に入ってよいこと、反対に困ることは何ですか。

A5　まず、入ってよいことをふたつ挙げます。ひとつは高度医療や手術を受けられることです。日本のその分野における医療水準は世界のトップクラスです。だからこそ、日本は世界一の長寿国になったという面もあると思います。
もうひとつは社会の「保健室」としての役割です。病院に入れば、現実の仕事、役割、責任などから一時的に離脱できるばかりか、自動的に「いたわられ、案じられる」立場を享受できます。サラリーマンなどに多いのですが、休養が必要な病気になっても、自宅で療養していると上司や同僚から「さぼっていると誤解されるのではないか」との疑心暗鬼を抱き、自分を無意味にムチ打ってしまう人もいます。そういう人にとって病院は使い勝手のよい「お休み処《どころ》」になるでしょう。

困るのは、なんといっても慣れ親しんだ暮らしから切り離されてしまうことでしょう。お酒の好きな人はお酒が飲めません。カラオケ好きな人はカラオケができません。私自身は朝寝坊が好きなのですが、自分が患者になって長期間入院をした時、朝7時から看護師さんに起こされることにびっくりしました。体調が悪いから入院しているのに、朝もおちおち寝ていられません。

入院棟とは別の病棟の喫茶店に行って、叱られてしまったこともあります。入院生活は検査や検温などのスケジュールに追われる合宿生活のようなものですから、勝手に所在不明になられたら「コーチ」役である医療者側に迷惑だというのが病院側の理屈です。院内をブラブラするなら許可を得ろ、ということです。医療者側が患者をコントロールする場である病院と、本人が自分のリズムでいきいきと生きられる場である家とでは、相容れない部分が多く、とくに緩和ケアが必要な人にとって病院は自分らしく暮らすことが難しい場かもしれません。

入院したばかりに死期を早めたと思われる94歳のキミオさんのケースをご紹介しましょう。多発性脳梗塞のために会話が不自由な上に、前立腺がんのなかでも悪性の未分化がんを発症していましたが、住み慣れた自宅で準独居と呼ばれる暮らしを続けていました。準独居というのは、キミオさんがひとりで住む家と、息子一家が暮らす別宅とを別々に建てて住んでいたからです。

ある時、抗がん剤治療のため入院したのを機に、認知症状が悪化。医師から退院をすすめられた息子夫婦は、いったんは退院を決めました。入院先の病院で紹介された私たちの在宅緩和ケアチームのサービスを受けながら介護用の小規模多機能施設に通ううちに、認知機能は徐々に回復し、表情もいきいきしてきました。ボランティアによるアロマテラピーを受けていた時に彼が見せてくれたうっとりとした幸せそうな表情は忘れられません。

が、その後、息子夫婦は再びキミオさんを入院させてしまいました。本人は入院先のベッドでも「家に帰りたい」一心でしたが、気力と認知能力はあっという間に衰え、誤嚥性肺炎を起こし、1カ月も経たないうちに、そのまま亡くなりました。

息子にしてみれば、老いた父が家にひとりでいるより、病院にいる方が「なにかあった時に安心」という、まあ、日本人として常識的な判断だったのでしょうが、それこそ「親の心、子知らず」です。遅かれ早かれ「なにかある」のです。なにかあった時、本人がいちばん安心できる場はどこかを想像し、その実現のためにどうすべきかを逆算して考えることが必要でした。入院さえしなければ、キミオさんは心豊かに生き長らえたかもしれない。満足のゆく最期を迎えられたかもしれない。そんな思いを私たちの胸に残したケースでした。

かと思えば、治らないがんを抱え、いつ亡くなってもおかしくない状況のまま、家で楽しく暮らし続ける人もいます。92歳のイクノリさんは2007年12月に骨折で入院した際、悪性リンパ腫による左大腿骨頸部の病的骨折と診断されました。いったんは抗がん剤治療を受けて治まりました。08年4月に「これ以上、抗がん剤治療は効果がないので退院してください。半年経ったら再燃《さいねん》して高熱が出ます。治療法はないけれどまた入院してもいいよ」と言われて私たちの在宅緩和ケアチームを紹介され退院しました。なお再燃とは病気が治りきったわけではないが病状・症状がいったん治まった後に、再び病状・症状がぶりかえしてくることをいい、再発とは少し違います。

半年経った9月、さすが大病院の先生ですね、「予言」どおりの高熱です。いよいよ死ぬのだと動転し、おろおろする本人と家族に私は言いました。「死んだら熱は出ません。熱が出るのは生きている証拠だから喜びなさい。慌てず、騒がず、驚かず、熱冷ましの座薬を使いましょう。家族が不安になったらお父さんも不安になり免疫力が下がって早く死んじゃいますよ！」と。

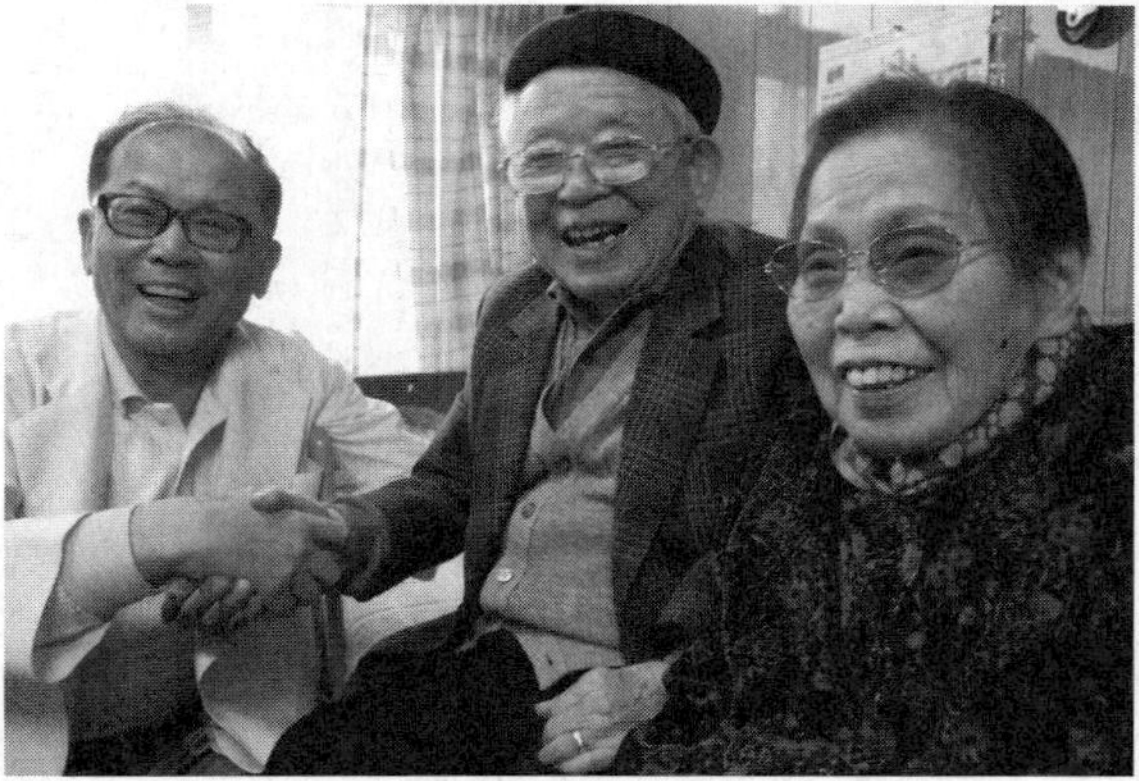

92歳のイクノリさんと妻（撮影・寺田和代）

その後、このことばどおりに落ち着いて対応してくれた家族のおかげで危機を脱したイクノリさんは、発熱しても好きなビールを飲み、デイサービスに通い、仲間と麻雀《マージャン》をして「大三元でした！」などとうれしそうに報告してくれます。

再燃から4年以上経過した2012年12月も、骨折したまま、本人も家族もいきいきと暮らし、私たちの訪問を笑顔とともに迎えてくれます。

Q6　在宅であれば、自分の好きな暮らしが継続できることがよくわかりました。がんの末期でも、酒、煙草をやめなくていいですか。

A6　酒を飲みたい人は飲んだ方がいいでし

ょう。酒を飲めば緊張が緩み、気分がリラックスしたり、ほがらかになることが多いからです。

岐阜市内にある病院の院長、マサシゲさん80代の往診を担当した時のことです。彼は重度のアルコール性肝硬変を患って、酒しか口にしません。「先生、死んでまうよ」と言ったら、「死ぬのはあたり前。死んだら酒は飲めんし、そもそも酒以外のものは喉を通らんのだから、カロリーを摂るには酒しかないんだよ」と淡々と語られたので、「そりゃ、そうだわね」と納得せざるを得ませんでした。あまり大きな声では言えませんが、末期がんの人でも、酒を飲むことで余命告知以上に長生きされる人は少なくありません。病院では酒を飲まれると管理しにくくなってしまうので、全員に禁止しているだけではないでしょうか。

煙草について言えば、喫煙でがんになるまでには10年20年とかかるものです。もう少し短期的に見た場合、たとえば数年以内なら、煙草を吸って血管が緊張し、心筋梗塞になる可能性は多少高くなるかもしれません。しかし、末期がんの人が煙草を吸ったからといって、さらに肺がんが悪くなるということはないでしょう。

それよりも、喫煙によって起きるかもしれない不慮の事故に気をつけましょう。以前、ひとり暮らしをしていた心不全患者が酸素を吸入しながら煙草を吸ったために、ミニ爆発を起こし、顔に火傷を負ったことがありました。その時はさすがに「あんた、酸素吸いながら煙草吸っちゃだめよ。酸素か煙草か、どっちかにしなさい。あんたが死ぬのは自業自得でかまわないけど、火事を出して隣近所にまで迷惑かけちゃいかん」と怒りました。以後、煙草がやめられない人にはこれと同じことばがけをしています。

上野さんが私たちの往診に同行した際、肺がんでひとり暮らしの87歳のミチヨさんが煙草を吸っている現場を目の当たりにされたことがありましたね。私が前述のセリフを口にすると、「先生はずいぶんはっきりとものを言われるんですね！」とびっくりされていましたね。確かに、そんなことをはっきりと言う医者は珍しいかもしれません。

ミチヨさんが、がん拠点病院の専門医から「抗がん剤を使えば2年、使わなければ1年の命」と告知されたのは、05年のことでした。しかし、抗がん剤は使わず、家で煙草を好きなように吸い、麻雀を楽しむ暮らしを続けて、告知後4年もの命を堪能しました。07年に入ってからは何度も喀血し、「今度こそおさらばか⁉」という時もありましたが、その都度回復してとうとう一度も入院せずに幾多の危機を乗り越え、終末期は隣人や友人に助けられながら楽しく過ごしました。

09年、ついに歩けなくなってからの4日間は夜間セデーション（A12参照）を受けて「眠れる森の美女」のごとく、安らかな表情で眠り、そこからお別れまでの3日間だけ家政婦さんが入り、最期は隣人や友達に見守られながら穏やかに旅立たれました。ミチヨさんはいざという時の家政婦代にと300万円を用意していましたが、結局4万

5000円で済みました。

ちなみに最後の1カ月間は医師12回、看護師36回と集中的に訪問しましたが、それらはすべて医療保険、介護保険などの限度枠内で収まりました。そのほかに近所のおばちゃんたち5～6人が時々顔を出してミチヨさんを支えてくれたことも、本人には大きな力になったでしょう。在宅ホスピス緩和ケアを受けながら、好きな暮らしを機嫌よく続けられたことで3年間も延命され、まさに「希望死・満足死・納得死」だったと思います。亡くなられたあと、ミチヨさんの枕元で彼女に伴走してきた全員で「記念写真」を撮りました。

Q7　今の日本のホスピスは、治療の可能性のない人しか入れません。最後まで治療をあきらめたくない場合、ホスピスを利用することは可能でしょうか。

A7　現状では不可能です。多くの人は緩和ケアを受けながら抗がん剤治療も続けたいと望んでいると思いますが、一般病院の病室はおおむねストレス空間ですから、そこで緩和ケアを受けるのは困難な状況です。

ところが2010年8月、アメリカの医学専門誌「ニュー・イングランド・ジャーナル・オブ・メディスン」誌にこんな論文が発表され、12年1月21日にはその内容がNHKテレビ「名医にQ　つらくない治療を！がん緩和ケア」でも放映されました。肺がん（小細胞がん）患者のうち、病院で抗がん剤治療だけを受けた群と、抗がん剤治療を受けながら緩和ケアも併用した群を比較した結果、後者の方が3カ月も延命効果が認められたというのです。一般病院においてさえ延命効果があるのなら、緩和ケアの得意なホスピス病棟や在宅ホスピスで緩和ケアを併用したらもっと延命効果が上がるのではないでしょうか。

しかし、今の日本の医療制度下で、ホスピス病棟で抗がん剤治療を受けることは夢のまた夢という気もします。

とはいえ、将来、在宅ホスピス緩和ケアを受けながら抗がん剤治療を受けたいという人が増えることは必至でしょう。現実的には、すでに紹介した2人主治医制（A4参照）を利用するのが、もっとも理想に近い形かもしれませんね。

Q8　退院して帰る家にはわたし以外、誰もいません。末期がんの状態で、本当に、自宅で、ひとりで過ごせるでしょうか。過ごせるとしたら、それを可能にする条件を教えてください。

A8 本人自身に、家に帰りたい、在宅療養したい、という意思があるかどうかがまず重要です。あったとしても、不安や心配は尽きないでしょう。大きくいって以下3点をクリアできれば、現実的に可能になると思います。

ひとつめは、痛みのコントロールです。痛む時は、医師による薬の疼痛ケアと、看護師による心のケアなどを受けて、とにかく痛みを取ることです。がんの痛みを取るにはモルヒネなどのオピオイド（医療用麻薬）が有効であり、モルヒネは不安を和らげて幸せな気分をもたらす効果も期待できます。医師がモルヒネを使う場合はそれによって患者が中毒になることはありません。モルヒネの使い方については、『今日の治療指針2012年版』（医学書院）という医師向けの教科書に私が執筆した文章を参照してください（左ページのコラム参照）。

ふたつめは、暮らしが支えられることです。動けなくなったら体を支え、着替えさせ、トイレ介助をし、食べられる人には食べさせ、食べられなくなった人は本人の希望に沿った方法で支えることなどが挙げられます。そのためには、介護チームとの連携が欠かせません。看護師と介護職員等がチームを組めば、患者さんに必要なケアのうちかなりの部分までカバーできるでしょう。連携の要《かなめ》として、すべての分野に精通した人、私たちがトータルヘルスプランナー（THP）と呼ぶ人が司令塔を務めれば、なおよいでしよう（A20参照）。

最後は、患者さん本人の意思を家族や親族が受け入れ、それがかなえられるような協力が得られることです。具体的には、病態が急変しても救急車を呼んで病院送りにしないように協力してもらうことです。人生観や死生観は人それぞれです。夫婦や親子であっても、驚くほど異なる意見を持っているものです。意見や価値観の相違はあってあたり前でしょう。それを前提に話し合いを重ね、互いに折り合える点は折り合い、最終的に従うべきは本人の意思というコンセンサスにいたれば、なによりです。本人が希望して満足して納得できるのなら、そんな死に方もあるのかと、家族や周囲の人に納得してもらえればよいのです。

コラム　オピオイド（医療用麻薬）を使った在宅での疼痛ケア

がんの痛み治療はWHOの提唱する薬物療法に従い、痛みの強さにより第1段階（非オピオイド）、第2段階（弱オピオイド）、第3段階（強オピオイド）の薬物を選択します。痛みには、オピオイドを中心とした疼痛緩和が中心になりますが、NSAIDs（鎮痛解熱剤）、ステロイド、抗うつ薬、鎮静薬も有効です。心のケアをしつつ、モルヒネやソル・メドロールを使用すると、患者が朗らかになる印象です。さらに、精神安定剤や睡眠薬を使って夜ぐっすり眠り、朝、自然に目が覚める「夜間セデーション」（A12参照）も有効で、独居や老老介護にあたる人たちの精神的、肉体的負担の軽減が得られます。

・オピオイドは痛みが取れるまで増量する。
・経口投与、定時投与が望ましいが、忘れる人も多いので、1日1回タイプの薬剤がよい。
・骨転移などの痛みは必ずNSAIDsと胃粘膜保護薬を使う。
・神経障害性疼痛などオピオイドが効きにくい場合には、鎮痛補助薬を併用する。
・イレウス（腸閉塞《へいそく》）の痛みにはサンドスタチンを併用する。
・放射線療法や神経ブロック治療も考慮する。

『今日の治療指針2012年版』（小笠原文雄分担執筆）から抜粋して編集

Q9　本人は家にいたいと希望しても、離れて暮らす家族が「不安だから」と病院や施

設に入ることを強くすすめる場合があります。どうすればいいでしょう。

A9　療養の場を決める上でなにより大切なことは、本人がそこで自分自身の望む生き方ができるかどうか、です。それが自宅であるなら、できるだけ元気なうちに地域の在宅ホスピス緩和ケアチームもしくは訪問看護ステーションなどを探し、在宅療養をサポートしてくれるネットワークをイメージしておくことです。

さらに「最期まで家にいたい、家で死にたい」という自分の意思をはっきり家族に伝え、これが死ぬ前の最後の願いであると宣言することです。もちろん途中で考えが変わって入院することがあるかもしれませんが、その時はその時です。できれば自分の意思を書面に書いておきましょう。事前指示書やエンディングノートという形でもかまいません。

ここで大切なのは、家族が本人の意思をありのままに受け止め、反対しないことです。家族の反対が強く、自分の意思を通すことが難しそうな状況なら、在宅ホスピス緩和ケアチームに相談することをおすすめします。ホスピス緩和ケアチームから家族に「反対する理由は、親を安心・安全な場で過ごさせたい、と願うがゆえであることはよくわかっているし、そのことはありがたいと思っている。でも、肝心の本人が家で死にたいと願うのだから、子の希望を押し通すことは本人にかえってつらい思いをさせることになる」ことを説明してもらうのです。医師や看護師などの第三者に入ってもらうことで、うまくいく場合もあります。

Q10　できるだけ家にいたい気持ちはやまやまですが、ひとりでいるのは不安です。状態が急変した時にひとりきりだったら、どうすればいいでしょう。

A10　救急救命医療・延命治療を希望したいのであれば、救急車を呼ぶことです。救急車で病院に到着した時に呼吸が止まったら、本人の意思とは関係なく、研修医たちが人工呼吸器をつけて延命治療を施すでしょう。たとえそれが本人の意思に反する処置であっても、病院の使命は「死を回避させる」ことだからです。そこから先は人工呼吸器をつけての闘病生活が始まるかもしれないことも覚悟しておくべきでしょう。もっと言えば、本人の意思や希望とは関係なく、生命体として「強制的に」1分1秒でも長く生き続けさせられる可能性が強くなります。すでにがんの末期で「最期は自宅で、穏やかに」と考えていたとしても、これではなんにもならないですね。

延命治療や入院を希望しない場合、電話をする力があれば訪問看護ステーション（もしくは主治医）に連絡するのがベストです。緊急コールシステムで、ボタンを押せばすぐに訪問介護ステーションや地域包括支援センターにつながるものもあります。しかし、夜や休日は無理な場合も多いので、今後24時間対応の施設が広がることを望んでいます。

２０１２年４月の介護保険法改正で、ベッドサイドのテレビ電話や首から下げたペンダント式の通報器に触れるだけで24時間対応の訪問介護ステーションにつながり、ヘルパーと患者が互いの顔を見ながら話せるシステムが使えるようになりました。

右記のシステムを通じて緊急要請があればヘルパーや訪問看護師が駆けつけ、必要があれば医師も緊急往診します。ひとり暮らしの人も、以前とは比べものにならないくらい確実かつ容易に支えられるようになりました。万が一、このボタンを押す前に救急車を呼んでしまった場合は駆けつけた救急隊員に正直に謝り、医師に往診の依頼をしてください。法律上、救急隊員は、患者を訪問看護師ではなく医師に引き継がなくてはいけないルールになっているからです。

Q11　すべての医師が小笠原先生のように、モルヒネの使い方がうまいとは限りません。近所に「小笠原先生」がいない場合はどうすればいいでしょう。

A11 私も開業医として駆け出しの頃は、モルヒネの使い方が下手でした。しかし、その当時でさえ、在宅で療養していた人の3～5割の方々は痛みに圧倒されることなく、穏やかに暮らし、旅立っていかれました。その現実に、たいへんなカルチャーショックを受けたことをよく覚えています。

「桃栗3年、柿8年」といいますが、モルヒネを使った緩和ケアを習熟するには、緩和ケア病棟では3年くらい、一般開業医では8年以上はかかるというのが私の実感です。私は開業医になってから10年以上かかりました。しかし現在では、その気になれば勉強できる機会も多く、研鑽を積めば2、3年でも大丈夫との手ごたえを得ています。8年以上の臨床経験を積んだ医師ならば、がん末期の患者さんのうち5割以上の人を在宅で最期まで支えられるでしょう。がんプロフェッショナル在宅ホスピス緩和ケアのチームでは在宅の患者さんのうち9割以上の人の在宅看取りができます。

情報を集めてクリニックが見つかったら、予約をとった上で実際に出向き、最初に「最期まで家で暮らせますか」と聞いてみることをおすすめします。さらに、何年くらい在宅でのモルヒネ治療をしているか、在宅看取り率はどれくらいか、などを尋ねてみてください。在宅看取り率とは、当該の医師がかかわった在宅患者の死亡総数のうち、在宅で看取った人の数の割合をいいます。数字が高ければ、より多くの人が最期まで家で過ごせた、ということで、在宅医療の質の高さを表す指標になっています。医師に直接尋ねづらい場合は訪問看護師に尋ねてみてもいいでしょう。

237頁からの「在宅ホスピス緩和ケア医療機関を探すために」を参考にしてください。

Q12　24時間巡回型の訪問介護や24時間対応の訪問看護があれば安心ですが、夜間の訪問介護や看護をしてくれる事業所がない地域もあります。夜間の痛みや急変が心配です。

A12　夜間の痛みや急変を不安に感ずる人が多いのは当然です。痛みに襲われたら、胸が苦しくなったら、発熱したら、出血したら、と悪い予感が次々に胸をよぎり、一晩中まんじりともできないでしょう。来し方・行く末を思うだけで心が乱れ、眠りたいのに眠れない、なんてこともざらです。心配はもっともです。

だとしても、不安で眠れないという事態はできるだけ避けなければなりません。どうすればいいのか？　上野さんには「眠れる森の美女」として夜間を過ごしていただく方法を紹介しましょう。

がん性疼痛を和らげる効果が期待できるアタラックスPやサイレースなどの精神安定剤を使って、夜間ぐっすり眠りにつくことで、痛みを感じないようにする夜間セデーションという方法です。すでにがん末期で、いつ亡くなってもおかしくない状態にあり、「夜間、痛みで目が覚めて苦しむことだけは勘弁してほしい」という人などに適応です。

実際の使い方をここに再現してみましょう。

患者さんの手を握って「やあ、気分はどうですか」などと尋ねたり世間話をしたりしながら、3分間前後、微量点滴で薬剤をほぼ全開にして落とします。患者さんがスーッと寝られたら、パッと薬を止めます。眠られたことを確認したら、眠り続ける維持量分の薬剤をさらに落とします。担当の医師や看護師に指示する際は、1分間に何滴というように分量を細かく指示します。ちなみに、この詳細は医師が診療の指針とする『今日の治療指針2012年版』といういわゆる教科書で私がすでに紹介しています。

患者さんはそこから8時間後くらいに自然に目が覚めます。量を増やせば12時間後にも調整できます。眠っている間に体が動いて、血が少し漏れたとしても心配はありません。そう説明すると、「目が覚めなかった（＝亡くなってしまった）ら、どうしますか」と聞かれることもあります。

結論から言えば、眠っている間に亡くなられることもありえます。その場合は「苦しまず、家で逝けてよかったですね」とご遺族に声をかけ、死亡診断書を書きます。繰り返しますが、この施術の適応はすでにがんなどの末期にある人です。眠っている間に亡くなったとしても、それは夜間セデーションのせいではなく、がんの病態悪化により寿命が来て、命を終えられたということです。それが本人の願いであったことに思いいたれば、医師としての私の役割は粛々と死亡診断書を書き、訪問看護師は丁寧にエンゼルケア（清拭《せいしき》や死化粧などの死後の処理）をするだけです。

ただし、ここが不思議なのですが、これまで私たちが見送ったひとり暮らしのがん患者さんのなかで、夜間セデーション中に誰にも気づかれることなく亡くなられた人はひとりもいないのです。ヘルパーなり、看護師なり、近所の人なり、必ず、誰かがそばにいる時に逝かれました。本人が「今が頃合いかな」と納得できる瞬間を選んで旅立たれているとしか思えません。人の命というものの医学的な根拠だけでは説明がつかない不可思議さを実感させられる現実です。

そのひとり、喉頭がんを患っていた57歳のサトシさんのケースを紹介しましょう。入院先で2月に「余命3カ月」と告知されたサトシさんは胃ろうをつけたまま3月に退院し、本人の希望どおり自宅でひとり暮らしを続けていました。5月に窒息の危機に見舞われながら運よく危機を脱した際、本人から「入院はイヤ。死ぬのは構わないが、苦しむのだけはイヤです」と懇願されました。窒息の苦しさがよほどこたえたのでしょう。残念ながら、サトシさん宅の近所には夜間に利用できる訪問介護サービスの事業所はありませんでした。いよいよ動くことができなくなった9月に入って本人から相談を受けた私は、夜間セデーションという選択肢を示しました。

夜間セデーションとは「睡眠薬の力を借りて夜間は深い眠りに入り、朝が来る頃に薬の力が切れて自然と目を覚ます方法であること、眠っている最中に亡くなっていく場合もあるが、その場合は苦しむことなく亡くなられること、そして亡くなった原因はセデーションにあるのではなく病状の変化によるもの」という内容を含めたインフォームドコンセントのための説明を丁寧に行いました。その説明を聞きながらサトシさんが「窒息しても苦しまずにすむなんて、世の中にそんな素晴らしいことがあるのですか！」と感嘆されたことをよく覚えています。

サトシさんは自分の意思でこの方法を選択し、その日から1週間、夜間セデーションを受けてぐっすり眠り、昼間はヘルパーや看護師と会話を楽しむ生活を送りました。1週間後、久しぶりに訪ねてきた息子さんは「父のこんなに安らかな顔を見たのははじめて。かつて病院で付き添い婦をしていた祖母から、『がんで死ぬのは本当にかわいそう。痛みがひどくて地獄だ』と聞いたことがありました。父は苦痛のない落ち着いた生活が送れて本当によかった」と涙されたほどです。

サトシさんが亡くなったのは、息子さんがはじめて一晩付き添った翌朝、訪問看護師が訪問した時でした。穏やかな、眠るような最期だったそうです。まさに「希望死・満足死・納得死」だったと思います。

誤解を招くといけませんので、ここで「夜間セデーション」と病院で時々行われる

「セデーション（持続的深い鎮静）」の違いを説明しておきましょう。後者の、いわゆる「セデーション（持続的深い鎮静）」とは、耐え難い苦しみから逃れるため、通常は患者さんが亡くなるまでずっと眠らせておく方法です。多くの場合、開始した時点で今生《こんじょう》のお別れとなるため、患者さんや家族にはつらい選択となるのに対し、前者の「夜間セデーション」は夜間の痛みや不安を取り除くために夜の間だけ薬の力を借りて眠ってもらう方法であり、朝になれば目が覚めてまた新しい一日が始まります。つまり、他殺や自殺幇助という「殺行為」である安楽死というイメージで受け止められやすいセデーション（持続的深い鎮静）とは逆の、生き抜くための「夜間セデーション」なのです。この点は強調しておきたいと思います。

　とはいえ、世の中にはいろいろな人がいます。夜、ひとりで横になりながら、たとえ痛みや苦しみに襲われようとも、この世との別れの前に宵闇の暗さ、静寂、丑三《うしみ》つ刻の月の光を楽しみたいという人には「夜間セデーション」は不必要でしょう。なにより本人の希望に沿うことがいちばん大切なのです。

※文庫版への追記

　ここで「持続的深い鎮静」を行わなくてもよい方法をご紹介します。

①必要な薬は使う……痛みの軽減に最も有効である医療用麻薬のモルヒネを使いこ

なすスキルを身に付けることが大切です。モルヒネは痛みの程度に合わせて3〜3000㎎くらい使用することができます。800㎎以上のモルヒネを使用しない医師もいますが、痛みが取れるまでモルヒネを増量しないと痛みは取れませんし、痛みの治療をしている限り安全ですので、積極的に使用してほしいと思います。

末期がんの患者（60代・女性）の実例をご紹介すると、この女性はモルヒネの持続皮下注射をモルヒネ内服換算で800㎎使っても痛みが取れず、眠ることもできずに耐え難い苦痛に苦しんでいました。そこで翌朝にモルヒネ換算1600㎎に増量しましたが効果がなく、午後には2400㎎にまで増量しました。すると夕方、女性が眠りについたのを確認したので1200㎎に減量したところ、翌朝、笑顔が戻ったのです。がん性疼痛とはこういうものです。通常のがん性疼痛には30㎎以下でも効きますが、強い痛みには300㎎、さらに頑固な痛みには人によっては3000㎎必要な場合があります。モルヒネとは、量を増やすことで痛みを緩和でき、副作用も予防できるなど不思議な薬です。だからこそ痛みを取るためにはスキルと同時に勇気も必要なのです。

その反面、低用量に比べ高用量のモルヒネの薬価が高すぎるという課題もあります。

また副腎皮質ホルモンのソルメドロールも副作用が少なく有効なので使用してほ

しいと思います。

②点滴は減量する……点滴を減量することも痛みの軽減に有効であり、患者を笑顔にするコツです。持続的深い鎮静を行ってから点滴を減量したり中止したりするケースも多いようですが、持続的深い鎮静を行う前に減量してほしいと思います。

③夜間セデーションを行う……眠れないことも不安・痛みを増幅させる要因のひとつです。夜、全く眠れない時は「夜間セデーション」と呼ばれる鎮静を行うことも大切です。夜間セデーションは持続的深い鎮静とは異なり、夜の間だけぐっすり眠らせる鎮静で、朝には人間らしい目覚めができますので、医療者の方には是非そのスキルを身に付けてほしいと思います。

④ＡＣＰの勧め……ＡＣＰ（アドバンス・ケア・プランニング）とは、もしもの時に備え、患者が家族や医療関係者と話し合うことです。その際、①②③の重要性も説明し、人工呼吸器を外すか否かやどのような旅立ちを望んでいるのかなどの人生観も含め、どんな治療を行っていくのが最善かを話し合うことによって、最期は患者本人が願う旅立ちを実現することができます。

⑤ＴＨＰケアシステムは日本を救う……「安楽に生きたい、旅立ちたい」と願う人々のために、在宅ホスピスのこころを理解し、「希望死・満足死・納得死」を届け、実践できるチーム作りを進めていくことが急務だと思っています。チームのス

キルを上げるために、多職種連携・協働・協調することはもちろん、その司令塔としての役割を果たす〝トータルヘルスプランナー（ＴＨＰ）〟が必要です。ＴＨＰは、現在名古屋大学医学部保健学科や日本在宅ホスピス協会が育成しています。さらに２０１７年からは山梨県看護協会がＴＨＰと同じ人物像を描き出し、育成を始めています。

Q13　夜間セデーションを選べば、最末期で動けなくなったとしても、夜間巡回型訪問介護は必要ないですか。

A13　基本的には必要ありません。が、もちろん夜間巡回型介護サービスを利用できる環境であれば、夜間の安否確認にはなりますので、離れて住む家族の安心感は増すかもしれません。眠っている本人にはあまり大きな意味はないでしょう。

夜間セデーションを選ぶか、夜間巡回型介護サービスを選ぶかは、本人の価値観や同居家族の有無、経済状況次第といえます。経済的に余裕のある人は家政婦に24時間ケアをお願いしてもいいし、夜間巡回型ヘルパーのサービスが利用できる人なら、そちらを利用されるのもいいでしょう。

しかし、どちらも利用できない人や、そのために使うお金があれば少しでも子どもたちに残したいと願う人にとって、夜間セデーションは選択肢のひとつになると思います。実際、これを選んだ多くの患者さんから「夜間、痛みの不安から解放されて、こんな幸せなことはない」という声を聞いています。

ただし、2012年秋現在、夜間セデーションを選べる環境にある患者さんはまだまだ少数です。もちろん、この施術は安全性、確実性においてきちんと検証がなされ、医師の教科書である『今日の治療指針2012年版』でも紹介されていることは既述のとおりです（A12参照）。一方で、この方法を選択するか否かは、それぞれの価値観や信念によって大きく左右される面があります。

以前私は、日本を代表するあるホスピス緩和ケア医から「ひとり暮らしの人に夜間セデーションなんかしたら危険ではないか。安全だという論文がどこにある？」と詰め寄られたことがありました。私は、「論文はないと思う」と応じ、しかし、と続けました。「施術そのものの安全性や確実性は実証されている上に、実際にこの方法を選んだ患者さん自身に喜ばれ、家族も安心されています。なにが問題なのでしょう。私は医師として医の倫理や哲学に興味を持ち、僧侶として宗教者の視点でもものごと全体を見てきたつもりです。夜間セデーションは、その施術に必要な技術を身につけ、心のケアができる医療者には是非実践してほしい方法だと思います」と応えました。

大げさかもしれませんが、その時、私の胸には「それでも地球は回っている」と叫んだガリレオ・ガリレイが浮かびました。「太陽が地球の周りを回っている」と誰もが思っていた当時、「地球が太陽の周りを回っている」と叫んだガリレオに引用文献などあったでしょうか。

専門家として人の利益や幸福に利する発見をしたり、方法論を確立できれば世の中から多少キワモノ扱いされようが、変人扱いされようが、確固たる信念とともにそれを社会に伝えていく責務があると考えています。

医師、看護師がきちんとしたスキルさえ身につければ、近い将来「夜間セデーションが在宅ホスピス緩和ケアの常識になると信じています。

同じことは、尿道留置カテーテルについてもいえます。尿道留置カテーテルとは、尿道にカテーテルと呼ばれる管を挿入し、尿を袋などに溜めておく施術をさします。トイレに立てない人でも、下着などを汚すことなく排尿の始末ができるので、基本的にはおむつなどの排泄グッズを使わずにすみます。適応はおもに疾病の末期の人や、排泄のコントロールが難しくなった人などですが、この評価もまた人によって大きく分かれています。

反対する人たちのおもな声は「過剰医療である」「人の手（おむつ交換の手間）をかけないケアは非人道的」「家族ならおむつ交換ができてあたり前」などというものです。

しかし、社会がこれだけ超高齢化、核家族化した今、夜間のおむつ交換で介護家族が疲れ果てている現実にもきちんと目を向けるべきです。患者さんにすれば自分のために疲労困憊《こんぱい》する家族の姿を目にすることほど、つらく胸の痛むことはありません。家族が疲れ切ってしまってから「さぁ、どうしましょうか？」は避けたいというのが医療者としての私の立場です。夜は誰もがぐっすり眠って次の日の活力を養う……それが、人が無理なく介護を続けるための必須条件だと思っています。

実際、尿道留置カテーテルを入れることでADL（日常生活動作）はほんの少し下がるものの、QOL（生活の質）は上がる現実があります。その一例をご紹介しましょう。巨大乳がんから骨転移した78歳の知性豊かなタマさんは、自分の意思で「最期は家で」と在宅療養を強く希望しつつも訪問診療は望まず、月に1回、必死の思いで外来通院を続けていました。ある時、呼吸困難と痛みで起き上がることができなくなったため、緊急往診をし、半ば強制的に尿道留置カテーテルを入れることになりました。

尿道留置カテーテルを入れないと、おむつ交換のために、たったひとりの同居家族である80代の夫が早晩倒れてしまうことが明らかだったからです。実際、あの時に尿道留置カテーテルを導入しなかったら、高齢の夫の介護を受けながら在宅生活を続けることは難しかったでしょう。

やがて危機を脱したタマさんは、私たちチームの訪問を受けながら小康状態を保ち、その後2年間、在宅での暮らしを続けました。本人の希望で尿道留置カテーテルは最期まで入れたままでした。いつ訪問しても夫婦仲良く「今がいちばん幸せ」と語ってくれたことは忘れられません。

残念ながらタマさんは、私がこの原稿を書き始めた数日前から急速に体調が悪化し、会話ができなくなってわずか1日で穏やかに旅立たれました。看護師は2年間毎日訪問しましたが、尿道留置カテーテルを使っていたこともあって、ヘルパーは最後の28日間だけ、毎日昼間1回お宅に入るだけで充分でした。結局、介護保険はほとんど使わずに旅立たれました。高齢の夫は介護によって体調を崩すこともなく、妻と幸せな時間を過ごした記憶を胸に、今も自宅で元気に暮らし続けています。

Q14 在宅ホスピス緩和ケアが目指すものはなんですか。

A14 在宅ホスピス緩和ケアの目指すものは、本人が「大らか」「朗らか」に生かされている喜びを享受し、そばに人がいても気づかれないほど「安らか」そして「清らか」に旅立たれることです。

人は、生まれたからには死は避けられません。そうであるならば、こちら側からあちら側に旅立つその瞬間、すべての苦痛から解放され、「周囲の人が気づかないほど」静かに、安らかに逝く以上に幸運な終わり方があるでしょうか。

すい臓の末期がんを患った高齢の夫を見送ったトモミさん84歳のケースがそうでした。その日の朝、トモミさんは夫の枕元で彼の手を握りながら娘とおしゃべりし、そんなふたりを夫は微笑《ほほえ》みながら眺めていたそうです。

ちょうどその時、ヘルパーが玄関先に来訪し、娘が応対しようとその場を立ったため、トモミさんも玄関の方を眺めながら、ふたりのやりとりを聞いていたのだそうです。その間、2〜3分。ヘルパーが、夫に挨拶しようと枕元に近づいた途端、「お父さん、亡くなっておられますよ！」と声を上げました。トモミさんは、その声を聞いてもキツネにでもつままれた顔で「え？　私、今の今まで娘としゃべりながらこの人の手を握っていたのよ。亡くなったの、気づかなかった」と言ったそうです。以来、このエピソードは私たち在宅ホスピス緩和ケアチームのよきモデルケースとなっています。

本当に安らかに亡くなる時は、その人と握手をしている人にさえ気づかれないくらい、そっと逝かれる。この瞬間をもって在宅ホスピス緩和ケア100点です。逆にいえば、微笑みながら安らかに旅立つ人の最期の瞬間は、周囲の人に気づかれないことも多いということなのです。

もう一例は、家族の闘病と死を契機に、新たな関係に踏み出した母娘のケースです。

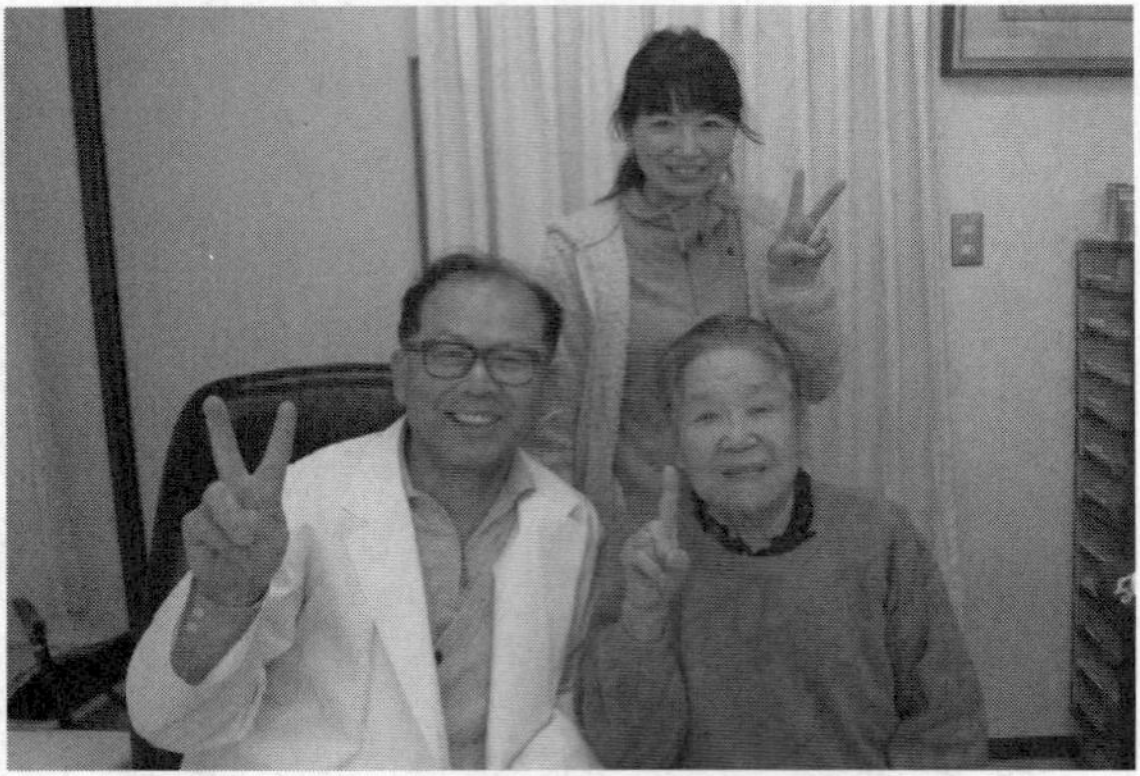

「私の夫が一番でした！」と１本指を掲げるトモミさん
小笠原内科にて

シンジさん一家との出会いは、肺がん末期で入院中だったシンジさんの妻が長女とともに、当院の相談外来を訪ねてきたことでした。シンジさん自身は「家に帰りたい」と希望し、長女も「父の願いをかなえたい」という立場なのに対し、妻は「家では看られないから」とホスピスに入院させたい考えです。

妻と長女との対立は、診察室での様子からも明らかでした。私の右前に座った妻は足が右側方向に長女は左側方向へ、とふたりの体と足の向きは、私から見てちょうどカタカナの「ハ」の字のようになっていたのです。

30分ほどふたりと話した私は、腹を決めて妻に向き合いました。「あなたさえいなければ、ご主人の希望はかなえられるから、

１カ月間ほど旅行にでも行かれたら？」と提案しました。「どういうことですか？」と気色ばむ妻に「小笠原内科は独居の方でも安心して旅立てるようにサポートしています。ご主人が家に帰れないのはあなたが抵抗勢力になっているからだけのことです」と諭《さと》すと、妻はガクッと頭を垂れ、しばらく沈黙の時が過ぎました。やがて顔を上げると私の目を見て「わかりました。すぐ退院させます」と覚悟を決めたようにはっきり言いました。

在宅ホスピス緩和ケアチームに集まってもらった時に、私は妻を前にこう言いました。「この家には奥さまがいらっしゃいますが、独居として支えます。奥さまに向かってひと言でも『あれをして、これをして』などと頼んだ瞬間に在宅ホスピス緩和ケアは中止になります」

在宅ホスピス緩和ケアが始まって５日めだったでしょうか、シンジさんの枕元に「看護師さんが、毎日せっせと夫のおむつ交換をしてくれる姿を見ていたら、私にも自然とおむつ交換ができちゃった」と笑う妻の姿がありました。シンジさんも家に戻れた上に、妻の気持ちも和らいでホッとしたのでしょう、大好きなビールを毎日10本くらい飲み、１カ月ほど後に旅立ちました。

二七日の法要を終えた妻と長女が再び診察室を訪ねてきました。妻は「『あなたさえいなければ……』と言われた時は、正直、腹が立ったけど、あのことばがなかったら娘との間に深い溝を抱えたまま生きていかなければなりませんでした。本当にありがとうございました」と晴れ晴れとした表情です。妻の足も長女の足も私の方を向き、最初の日の「ハ」から「ソ」へと変わっていました。

私はまれに患者さんやその家族にあえて厳しいことばを言います。「あなたさえいなければ……」はまさにそうでした。もちろん患者本人と家族のことを思ってのことです。とくに相談外来の機会は1回限り。ここで言わなければという思いでした。

傾聴も大切ですが、ここぞという時は、仏のような心で相手を思うがゆえに、あえて鬼のようにふるまう「鬼《き》手仏心《しゅぶっしん》」が患者の希望をかなえ、家族を救う必殺技にもなるのです。

Q15　ここからあとは介護保険と医療保険など制度の使い方についておうかがいします。がん患者は、容体の急変もしばしばです。介護保険制度の認定を待っていたら、間に合わない場合もあります。なにか手だてがありますか。

A15　40歳以上でがん末期の人は介護保険のサービスを利用できますので、まず認定を受けてください。認定を受けるには、主治医の意見書が提出され、患者が訪問調査を受ける必要があります。お尋ねのように、がん患者は容体の急変がありますので、介護認定を待ってから介護用ベッドを借りたり、ヘルパーを頼んでいては間に合わないこともあります。

そうならないためにはいくつかのコツがあります。まず、介護保険の認定調査を申請する際、市区町村の担当者に「がん末期」であることをはっきり伝えてください。たいていの場合、すぐに訪問調査が入ります。主治医が意見書に「がん末期」と明記すると、訪問調査の実施はさらに早められるようです。

案外知られていないことですが、介護用ベッドのレンタルが利用できるのは通常要介護2以上の人です。要介護1、要支援では適用外です。ただし65歳以上の人で、認定調査時にすでに要介護1、要支援の人であったとしても、がん末期ならば要介護2以上に再認定されることがほとんどですので、安心して介護用ベッドのレンタルや訪問介護を利用してください。私たちも国に対して、がん末期は要介護2以上にしてほしいとお願いしているところです。

小笠原内科のある岐阜市の場合、要支援からでもがん末期という病名がついていれば届け出をすると介護用ベッドのレンタルが認められています。このあたりのことは自治体によって異なりますし、事情を知らない医療従事者もいるかもしれませんので、患者さん本人または周囲の人が積極的に自治体に確認してください。

入院中の本人や家族から「認定が下りないために介護用ベッドのレンタルを申しこめず、そのために退院できずに困っている」という相談を受けることもありますが、「大丈夫、退院したその日からベッドを使えるよう手配してください。認定は下りますから」と伝えています。実際、そのとおりになっています。

不幸にして認定調査前に亡くなられた場合、制度上は原則全額自己負担となります。が、認定調査前に亡くなるということは、数日しか在宅療養を行っていないということです。ともあれケアマネジャーに相談してみるとよいでしょう。

困ることがあるとすれば、入院中の人が認定を申請する際、主治医が意見書に「がん末期」と明記した方がよいという事実を知らない医師がいることと、書いてもらうのにも時間がかかりがちだということです。

それだけでなく、医師や看護師のなかにも、認定が下りないと介護用ベッドが利用できないために退院させられないと思いこんでいる人が多いことにも閉口させられます。

運悪くそんな医師や看護師にあたってしまったら、退院調整室の看護師や医療ソーシャルワーカー（MSW）などに、「早く退院したいので、それを主治医や病棟看護師に伝えてください」と頼んでみるのも手でしょう。退院調整室のスタッフなら、右記の諸々を諒解している可能性が高いからです。

Q16　がん末期で寝たきりの状態になれば、要介護5に該当すると思いますが、現在の利用料の上限である約36万円で本当に独居の看取りができるのでしょうか。

A16　条件次第ですが、多くの人はできます。

実際、私たちの在宅ホスピス緩和ケアチームでは、その金額の枠内で10人以上の独居のがん末期の人を在宅で看取ってきました。制度の補助をめいっぱい利用しやすいという意味では、がん患者はとても恵まれているといえるでしょう。というのも、訪問看護師が毎日入ってもその分は医療保険で対応できるため、介護保険のサービス枠をそれ以外のサービス利用に回せるからです。がん末期の人の多くは現行の介護保険制度の限度額で問題ないという実感を得ています。

在宅だからこそ、医療や看護にかかる費用を小さくできるという利点もあります。既述のように、独居だろうと家族持ちだろうと、大多数の人は退院して懐かしいわが家に戻った途端、見違えるほど生気を取り戻し、嬉々として自分の暮らしに戻っていかれるものです。寝たきりだった人が家に帰った途端、起き上がれるようになるケースも珍しくありません。

病気そのものは残念ながら回復しないまでも、病院にいる時のような、心身ともに病に塗り込められたような印象はみるみる薄らいでいきます。小康状態を保ちながら、余命宣告の時間をはるかに延長して生きられる人もたくさんいます。

悪くなる時は、へんな言い方ですが「一気に」です。つらい状態がだらだらと長引くことはありません。私の印象では、急変から3～10日間でPPK（ピンピンコロリ）のイメージに限りなく近い状態で旅立っていかれるケースがほとんどです。

急変以降の時間を看取り期間と考えれば、3時間おきに1日8回ヘルパーに入ってもらったとしても10日間で約30万円ということです。介護保険をオーバーした分が自費負担となります。

ただし、実際のケースを見ると、がんの人は要介護5というよりも要介護2～3程度の認定のまま亡くなる方が多い印象ですので、看取り期に入ったら要介護5のサービス枠をフルに利用できるよう、タイミングよく介護保険の再申請をしておく必要があるでしょう。

看取り期が1カ月以上に及ぶ場合は、30万円では難しくなります。その場合は、A12で紹介した夜間セデーションやA13で紹介した尿道留置カテーテルの導入を提案しています。本人の意思で尿道留置カテーテルを選択した場合、巡回型ヘルパーは基本的に不要になるため、限度枠内での在宅看取りが可能になります。夜間を含めたおむつ交換をヘルパーや家政婦に頼って完全にしようとすれば、それだけで限度額をオーバーしてしまうからです。尿道留置カテーテルの是非については次の項でも触れたいと思います。

Q17　人間は命あるかぎり「食べて、出す」の繰り返しです。たとえがん末期でも、最後の最後まで家で暮らすためには、どんな介護が必要ですか。24時間末期がん患者の暮らしを支えてくれる介護が介護保険の枠内で本当に可能なのでしょうか。

A17　「食べて、出す」を、食事介助と排泄介助ということばに置き換えてみましょう。介護保険制度の枠内で利用できる訪問介護サービスには限界がありますから、必要な部分をすべて家政婦や自費ヘルパー（全額自費負担）に依頼すれば、当然それだけでかなりの金額を自費負担することになります。

地域差はありますが、岐阜市の場合、当該の状況で家政婦を依頼すると1日およそ1万5000円の自費負担となるようです。食事介助については、経済的に余裕のない人の場合は友人やボランティアを頼み、ヘルパーと協働しながら3〜4時間ごとに誰かが手助けに来てくれるシフトが組めればベストかもしれません。

排泄介助にはいくつかの方法があります。まず排便についてですが、がん末期の人の場合、最後はほとんど食べられない状態になるため、排便も少なくなります。あっても

3〜4日に1回という頻度ですから、明日あたり排便があるかな、という日の前日に便秘薬を服用してもらい、翌日、本人が便意を感じたら医療者が腹部マッサージや浣腸で出すケースが多いと思います。その場合は、着ている物や寝具はほとんど汚さずにすむため、ケアの負担はごく少ないものになります。

ちょっと軟便気味であれば、ビオフェルミンなどの整腸薬を使って排便の頻度を週2〜3回になるようコントロールすることもできます。浣腸はせず、自然に排便する場合も、数時間以内にヘルパーの訪問介護が受けられるようなら、その時に処置をしてもらえばいいでしょう。タッチパネルに触れるだけで24時間訪問介護ステーションにつながるテレビ電話システム（A27参照）が有用です。

吸引器付きの便の機器もあります。便を水で溶かして吸引するので、水っぽい便でなくても吸引できますが、実用性については使用者によって違いがあるようです。取り扱い事業者はまだ少ないようですので、お住まいの地域でご確認ください。今後、研究や開発が進み、もっと便利で使いやすい機器が開発され、全国に普及するのを待ちたいと思います。

排尿については、巡回型ヘルパーのサービスを受けられるなら、最期の3〜10日程度は3〜4時間おきの訪問の際におむつ交換をしてもらえばいいと思います。

巡回型ヘルパーのサービスを受けられない場合は、ふたつの方法があります。

ひとつは、すでに何度かご紹介してきたように、汚れや不快さから解放されるために尿道留置カテーテルを入れるという選択肢です。

尿道留置カテーテルに抵抗がある場合は「吸引器付きのおむつ」という手もあります。これはおむつ自体にセンサーがついていて、尿を感知すると自動で吸引をしてくれるというものです。2012年4月からは介護保険が適用され、1割負担の方なら本体はレンタルで1カ月約800円以上かかるようです。付属のタンクやチューブは約3万円ですが、介護保険が使えるので1割負担です。専用おむつは約2カ月分、64枚で約2万5000円です。

24時間使い続けてもいいのですが、おむつ交換が充分にできない夜間だけ使って朝がた交換すれば、夜間、気持ちよく過ごせるのではないかと思います。

Q18　尿道留置カテーテルも浣腸も、介護というより、医療依存ではありませんか。

A18　医療依存です。心ある現場のヘルパーから見れば、もってのほかでしょう。排尿・排便については、できうる限りの工夫と努力を尽くしてトイレに誘導し、自立排便・排尿を促すのがよき介護者のプライドというものです。そのことはよくわかった上で、排泄介助のために介護者がギリギリの状況まで追いこまれてしまったら、こんな方法もありますよ、というひとつの提案だと考えてください。

順を追って説明しましょう。一般に排尿に必要な身体介護は1日6〜8回、頻尿気味のお年寄りなら2時間おきということも珍しくありません。とくに介護者が追いこまれるのは、夜間の身体介護です。夜間の「おしっこ」のために、数時間おきに起こされる同居家族の疲労は想像以上です。「自分の方が先に死んでしまう」「地獄だ」というところまで追いこまれる人さえいます。がんばる介護者ほど燃え尽きてしまう率も高く、結果的に在宅介護そのものが続けられなくなります。

ならばいっそ夜間の排泄介助は、夜中にこっそり回ってきてくれる巡回型ヘルパーを頼めばいいのですが、実際はサービスを利用できる環境にあっても、「夜間にヘルパーさんが来るとなかなか熟睡できなくて……（サービス利用に踏み切れない）」というのが同居家族のホンネのようです。

こうなると、がぜん有利なのは在宅のおひとりさまです。費用の負担ができる人なら、誰に気兼ねすることなく、夜中に排泄介助をしてくれる巡回型ヘルパーを利用できるからです。

ただし課題もあります。自分の地域に夜間の巡回訪問介護をしてくれる事業所がなかったり、あったとしても費用を負担する余裕がない場合などです。尿道留置カテーテルや浣腸はそういう人たちに向けた選択肢のひとつなのです。
心あるヘルパーの言う「排泄は人間の尊厳の砦なのだから、その部分は最後まで守る」という姿勢は正しく、確かにそのとおりでしょう。しかし、家族関係を含めたさまざまな状況から、尿道留置カテーテルを自分の意思で選ばれる人は確かにおられ、時々「抜きましょうか」と水を向けても、「このままにしてください」と笑顔で断られる人が少なくないのも現実です。
誰だって「正しさ」を優先させたい。でも、その人が抱えたいくつもの現実のなかでやむなく優先順位を組み換えざるを得ないこともあります。それが本人の意思と選択なら、ベターな選択を支持することも私たちの使命だと考えています。

Q19　訪問介護に加えて訪問看護の力が必要とおっしゃいました。訪問看護師はなにをしてくれるのでしょう。

A19　まず本人の「痛い、つらい、苦しい」などの訴えを聞き、それらを解決するための手だてを考えます。さらに終末期の過ごし方について、本人の希望を聞くと同時に、離れた家族がいる人なら彼らの気持ちを確認することもします。

ヘルパーにできない医療行為、つまり点滴、CVポート（中心静脈栄養のための皮膚にうめこむ医療機器）の管理、尿道留置カテーテルの管理や褥瘡《じょくそう》（床ずれ）・創傷処置などは看護師ならできます。また、看護師は病状の観察をし、その場で状態を判断し速やかに対応できます。合併症や病状の悪化を防ぐための支援も行います。なにより患者さん本人の生活を継続していくことを得意としていますので、心身の状態に対応したQOL（生活の質）を保つことが可能になります。

患者さんに共通の4大不安ともいうべき課題、すなわち①痛みなどで苦しまないか？　②家で最期まで過ごせるのか？　③食事はどうしたらよいか？　④人工呼吸器など医療機器がついていても安全に家で暮らせるか？　などの不安をひとつひとつ解決する手だてを探り、実践します。

つまり訪問看護師は、医師、薬剤師、栄養士、ヘルパー、ケアマネジャー、リハビリ担当者など広範な分野の役割にわたって、ある程度の対応をしてくれます。病気を持つ人が日常生活を営む上で必要なことはすべてサポートしてくれると考えていいでしょう。

訪問看護ステーションによって得意とするテーマや分野が異なることもありますので、まずは地域の訪問看護ステーションに相談してみてください。

Q20　先生は在宅医療のキーパーソンをトータルヘルスプランナー（THP）と呼んでいます。トータルヘルスプランナーの役割はなんですか。

A20　ひとり暮らしの人や、在宅療養に必要な介護力が少ない人などに対応するには、ボランティアや民生委員など地域全体の資源を含めた多職種の連携が欠かせません。そのためには専門家・非専門家の別、関係の種類や濃淡を問わず、患者本人に必要な人やサービスを同じ「ケアの哲学」のもとにつなげ、それぞれの専門性や持ち味が充分に発揮できるようコーディネートする司令塔、すなわち私たちがトータルヘルスプランナー（THP）と呼ぶ人の存在が不可欠です。すばらしい舞台や演奏には、優れた舞台監督や指揮者が欠かせないことと同じです。

小笠原内科版のTHPはそのような指揮者役と、いわゆる「なんでも屋さん」役を兼ねた存在です。たとえば、在宅を希望する患者さんに「在宅に反対する遠方の家族」がいて、その関係が膠着状態に陥った時には、家族を集めてのカンファレンスを企画することもあります。独居の人の自宅に、掃除屋または引っ越し屋のような役割で入って介護用ベッドを置くためのスペースをつくったり、生活の援助で足りない部分があった場合はボランティアを教育して補うなどもします。

私たち医師に対しても、諸問題を整え、タイミングを見計らった上で「先生、出番で

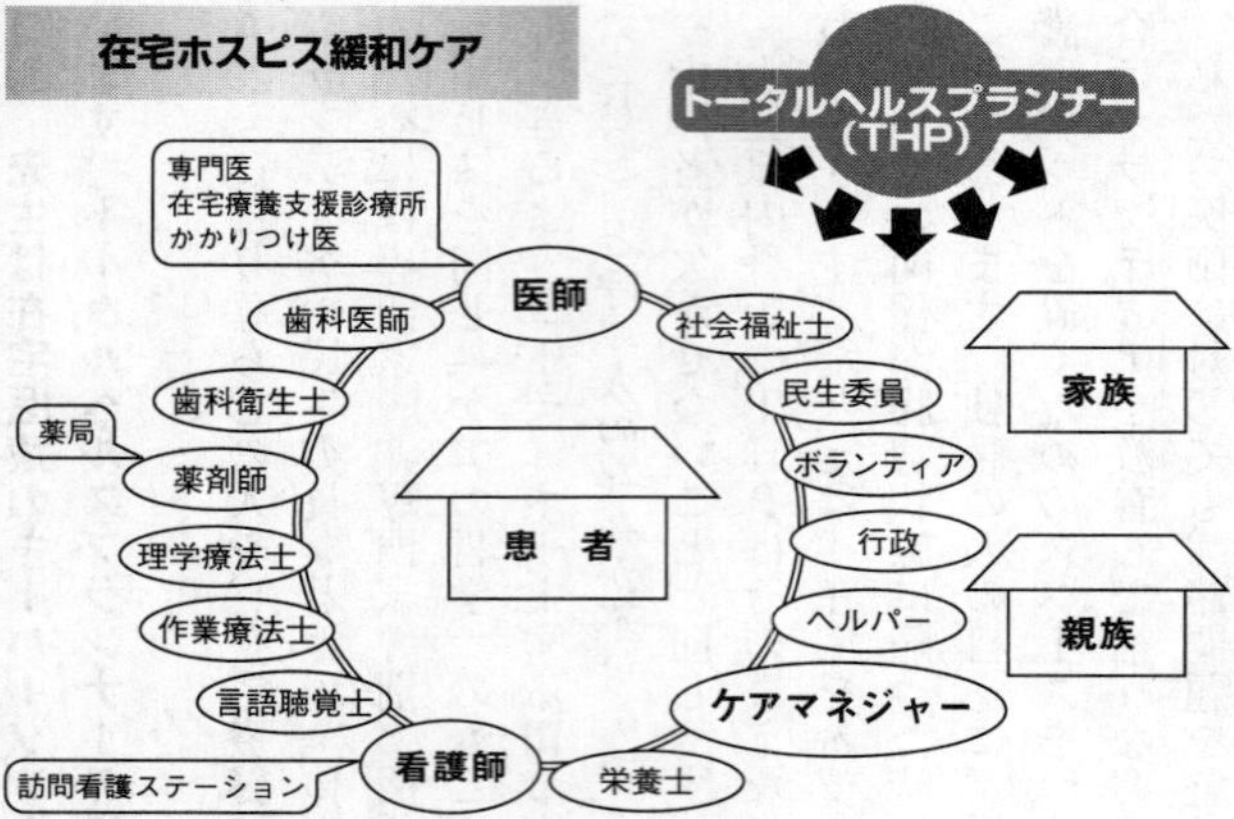

すよ！」と登場の合図を出してくれるので、医師の役割をもっとも効果的かつ効率的に発揮できます。医師がその専門性を最大限に発揮することが患者さんにとって最大の利益になるわけですから、そのためにもＴＨＰは欠かせない存在になっています。

では、ＴＨＰに必要な条件はなにかといえば、医療、看護、介護、福祉、保健にかかわるすべての知識や情報に精通していることです。医師・看護師・薬剤師・ケアマネジャー・ヘルパー・ボランティア・民生委員・近隣の住人・本人と家族の友人・知人など、専門職から本人のプライベートな人間関係にいたるすべての人をつなぐ連携（顔の見える関係）、協働（互いの専門性やスキルを生かし合う関係）、協調（心の通う関係）のキーパーソンでもあります。患者と家族に起きうることを予測しつつ、これらのネットワークを上手に活用することで「希望死・満足死・納得死」（A1参照）の在宅看取りが可能になるよう、調整していきます。医師に対してもきちんと介入できる能力が求められます。

国家資格ではありませんが、たとえば名古屋大学大学院医学系研究科で、看護師・理学療法士・作業療法士・言語聴覚士に対して、ＴＨＰの教育をしています。その目的は①病院での緩和ケアチーム、②退院調整室、③在宅医療チーム、④役所、に勤務しながら多職種協働のキーパーソンとして実践・研究できる人物を育てることです。修了すると大学が資格を与えています。

ちなみに私たち小笠原内科の在宅ホスピス緩和ケアチームでは、ケアマネジャー資格を持つ熟練の訪問看護師をＴＨＰ認定第1号としました。日常的にはチーム全体の機能性や迅速性をちょっと離れた位置から見渡せる場所にいて、いつでも動ける態勢を維持するために、専任でいることが望ましいでしょう。

小笠原内科では08年8月にＴＨＰの地域包括ケアシステムを取り入れて以来、がん在宅看取り率が概ね85％から95％に上昇し、以前は困難だった事例も在宅で穏やかに看取れるようになりました。

第2章　ＰＰＫ（ピンピンコロリ）と逝けますか

ＰＰＫ（ピンピンコロリ）はお年寄りの悲願です。前日まで元気だった人がある朝冷たくなっている……これを突然死と呼びます。本人も苦しくないだろうし、家族も介護の負担がなくてよいかもしれませんが、反対に、がんと違って、心の準備もないままに逝ってしまう本人も、逝かれてしまう家族も、心残りかもしれません。また突然死は変死の一種ですから、病理解剖の対象になります。遺体は切り刻まれてすぐに返って来ないし、遺体がなければ葬式も出せませんから、かえってはた迷惑かもしれません。

ところでＰＰＫを最初に聞いた時、わたしはいやーな感じになったものです。何度でも言いますが、超高齢社会の死は「ゆっくり死」。死ぬことにもテマヒマがかかります。衰えてから死ぬまでの期間を長くすることができるようになったのが、超高齢社会だと言ってもよいでしょう。衰えながら生きてちゃ、いかんか。ひとのお世話になりながら、一日一日を生きながらえては、いかんか。

PPKの思想のなかには、やっかいものになった自分、他人の世話になる自分、思うように動けなくなった自分……に対する強い自己否定感があるように思えてなりません。脳梗塞で後遺症が残った男性が、あの時、あのまま死んでいたらどんなによかっただろうかと思ったこともあります、と口にするのを聞いてせつない思いをしました。元には戻らないがリハビリでここまで動けるようになった今の自分を、生きてよかった、とは思えませんか？　と聞いたわたしに、彼は微笑《ほほえ》みました。そう、どんな後遺症が残ろうが、どんな不自由が伴おうが、それでも生きてよかった、そう思える社会をつくりたい。

助けがなければ生きていけない人間にとって、同居してお世話してくれる家族がいるかいないかは死活問題でした。少なくとも介護保険制度が始まるまでは。

これから先、わたしのようなおひとりさまはどんどん増えます。結婚しない、家庭をつくらない「負け犬」シングルたちです。たとえ結婚していても、死別離別でおひとりさまになるひとも増えるでしょう。同居家族がいなくても、たとえ麻痺の後遺症が残っても、歩けなくなっても、ヘルパーの助けを得て、自宅でひとり暮らしを続けたいと思います。

昨日できたことが今日できなくなる、今日できたことが明日できなくなる……高齢者は中途障がい者のようなものです。障がい者の人たちとのおつきあいが増えたおかげで、カラダの不自由なおひとりさまでも在宅でOK、という確信がますます強まりました。目が見えなくてもOK、耳が聞こえなくてもOK、寝たきりでも車椅子生活でもOK、他人の助けを得ながら自宅で暮らしているひとたちがいます。彼らのノウハウに学べば、なんでもOKの気分になりました。

それなら今の生活を今の場所で続けたまま、介護を受けてやがて死んでいく、それができたらいいんじゃないだろうか。そう思うのはぜいたくな望みでしょうか。

Q21　PPKはお年寄りの悲願だといいます。本当でしょうか。脳卒中や心筋梗塞の発作でコロリと逝けたら幸せかもしれませんが、脳心臓血管障害では一発で死ねないって本当ですか。

A21　PPKは幸せと思う人もいるでしょう。それを望むなら元気なうちから家族やかかりつけ医に「私の希望はPPK」と伝えておいてください。

脳卒中などでPPKと逝けるかどうかは人それぞれです。重症ならばまさにPPKです。苦しいと感ずる時間があったとしてもほんの一瞬ですから、本人は楽だと思います。重症でなければ命はとりとめられますが、損傷した部位や損傷のレベルによっては半身麻痺や失語症の後遺症が残る場合も少なくありません。

心筋梗塞を起こし、不整脈による心停止で亡くなる人もＰＰＫです。お年寄りの悲願成就ですね。でも私自身はどうかと考えると……。今はまだ無念の気持ちの方が強いかもしれません。妻も悲しむでしょうし、死んでしまったあとでは「今までありがとう」のことばもかけられないですから。

脳卒中、心筋梗塞を問わず、入院すると本人の思いとは関係のない部分で治療方針が決定されますのでＰＰＫは難しくなるでしょう。とくに救急車で入院すれば、当然のことながら、救急救命・延命治療を希望していると見なされます。救急車が病院に到着した直後に意識がなく、本人の意思確認ができない状態だったとしても、呼吸が止まったら人工呼吸器をつけるなどの延命治療が施され、心臓が止まればＡＥＤ（自動体外式除細動器）で心臓を動かします。

医師は「手術をすれば助かるかもしれません。手術をしないとこのまま亡くなられます」などと家族に説明することもあります。家族はまず承諾せざるを得ませんので、手術をすることになります。人工呼吸器をつけたまま、しばらくは生き続けることになるかもしれません。

元気な人であれば延命治療のレベルから歩いて退院するまでに回復するケースがある一方で、胃ろうや気管挿管などの施術を受け、運が悪ければ人生の終わりに「地獄の苦しみ」を味わわされたあげく、結局亡くなる人も少なくありません。つまり、救急救命・延命治療をすべきか否かの瞬時の判断がとても重要だということです。

脳血管障害の発作後、長患いすることなく11日後に逝ったのは元大工で一本気な性格、医者嫌いのマサシさんでした。3人の子は結婚して独立し、長年、妻とふたり暮らしを続けてきましたが、90歳の時、妻が特別養護老人ホームに入ってひとり暮らしとなり、歩行も不自由になったため、92歳の時に訪問診療を開始しました。高血圧症、脳梗塞、心筋梗塞後狭心症（ステント留置）、心不全などの持病を抱えていたため、月2回の訪問診療に加え、訪問看護ステーションで24時間対応しながら訪問看護師が月2回訪問し、食事などは宅配サービスを利用していました。

95歳の彼の日々を取材したあるテレビ局のディレクターが「ひとり暮らしでもこんなに穏やかに暮らせるんですね」と驚くほど日々是好日の暮らしが続いていましたが、97歳の春、変形性腰椎《ようつい》症、胸椎圧迫骨折でＡＤＬ（日常生活動作）がさらに低下してしまいました。が、本人がデイサービスやヘルパーを拒否するため、介護保険は利用しませんでした。

97歳の秋を迎えた時、マサシさんは久しぶりに訪れた息子さんに「今月いっぱいやなぁ」とつぶやいたそうです。それから10日ほど経った朝、訪問看護師が訪問すると、玄関の鍵がかかったまま2日分の新聞がポストに溜まっていたため驚いて家に入ったところ、台所で倒れているマサシさんを発見。看護師はかねがね入院を拒否していた本人の意思に従い、すぐに私に往診を要請すると同時に介護保険の申請手続きをして、介護用ベッドが借りられるよう手配しました。

急変の知らせを受けて駆けつけた家族に「治るものなら治る。治らない時はそれを天命と受けとめて、ご本人が苦しまないようなケアをしましょう。ひとり暮らしになっても、60年間住み慣れた家で心豊かに過ごされ、最後はＰＰＫを希望されていたのですから、お父さんも満足でしょう」と話したところ、息子さんから「父は自分の建てた家で好き気ままに生活し、最後まで家にいられて本当に幸せ者です。長い間お世話になりました」と礼を言われました。

在宅のまま脳梗塞の治療を施したところ、一時は家族と会話ができるまでに持ち直しましたが、その後はよい効果が得られなかったため、6日めからは発熱で苦しまないよう、誤嚥《ごえん》性肺炎の治療だけにとどめました。その様子を傍らで見守っていた研修中の訪問看護師にこんな感想を言われました。

「このような状態になると、不安のあまり本人を入院させてしまうご家族が多いなか、医療者側に本人の意思を守ることへのブレがないと、ご家族は心強いですね。先生の言われる『ところ定まれば、こころ定まる。だから穏やかに死ねる』とは名言ですね」

その翌朝、マサシさんはつぶやいたとおりに息子さんの傍らで静かに旅立たれました。その日の秋晴れにも似た晴れやかな「希望死・満足死」であり、息子さんにとっての「納得死」だったと思います。

一方、すでにがん末期にあるにもかかわらず延命治療を施したために、苦しい最期を余儀なくされた人もいます。

60代のタカオさんは胃がんで肝臓にも転移していました。「通院が大変なので、明日から在宅治療をお願いします」と小笠原内科に相談に来られた日の夜、運悪く食道静脈瘤の破裂で吐血し、出血が止まらない状態に陥ってしまいました。

在宅療養ならば、そのまま苦痛だけを取り除く処置をし、少しでも安らかに過ごせる手だてを施しながら自然の経過を見守るところです。が、タカオさんは救急搬送された入院先の主治医の判断で、セングスターケン・ブレイクモア・チューブというゴム管を口から胃まで挿《さ》し入れられ、そこに水を入れて食道壁を圧迫し、止血する処置を施されました。圧迫すれば普通なら血は止まりますが、彼の場合はがんで出血しやすくなっていたために、止まりません。通常は1週間から10日で抜けるはずの管が、血が止まらないために抜くこともできず、結局、タカオさんは管が入った苦しい状態のまま亡くなりました。

妻の悲嘆の深さは深刻でした。「苦しみにのたうちまわる夫の顔が脳裏から消えない」と不眠状態が続きました。その後、当事者グループが集まって悲嘆の分かち合いをすること（グリーフケア。くわしくはA47）でようやく回復の途につけたそうです。

ことほどさように、がん末期や高齢の人であっても、救急救命に運ばれてしまったら一事が万事、ことの成り行きはＰＰＫのイメージとは正反対の方向に進んでしまうかもしれません。そのことは、心しておいた方がいいと思います。

Q22　何があっても１１９番しないと覚悟を決めた人は立派です。でも普通の人は不安なもの。同居家族がいれば、脳卒中の発作後すぐに病院に運びこんでもらえます。でも、ひとりでいたら誰にも通報してもらえません。これまでも発作があり、いつなんどき、再び発作に見舞われるかわからない状態の人もいます。ひとり暮らしなので、倒れた時にすぐに発見してもらえないのではないかと心配です。早目に発見してもらうにはどんな準備をしておけばいいでしょう。

A22　ヘルパーか訪問看護師に毎日入ってもらうケアプランをつくるか、ボランティアや近隣の人に毎日、声をかけてもらえるようにお願いしておくとよいでしょう。新聞・

牛乳・乳酸飲料などの配達員に見守りも兼ねてもらえるよう、あらかじめ依頼しておくのもひとつの手です。

慢性疾患を持つ人なら、ボタンひとつで訪問介護ステーションなどに緊急連絡できるシステムの導入をおすすめします。首から下げたペンダント型通報器のボタンをポンと押すだけで訪問介護ステーションに連絡が行き、24時間対応がなされるシステムもあります。訪問看護ステーションや医師へは訪問介護ステーションから緊急連絡が行くしくみです。

携帯電話ですぐ訪問看護ステーションにつながるようにセットしておくのもいいでしょう。その場合も、24時間対応と月1回の訪問看護の契約をしておけば安心です。

ただし、それまで慢性疾患がなく健康な人が脳梗塞の発作に見舞われた場合、発症後3時間以内なら回復の可能性が高く、救急救命・延命治療を受けることが本人の益となりますから、救急車の要請を躊躇してはいけません。

すでに脳血管になんらかの疾患を抱えている人で、発作の可能性が高い場合などは、すぐに訪問看護ステーションに連絡できる手だてを準備しておくことです。家族がたとえ8人いても、昼間はひとり暮らしという人なら、サポート態勢は独居の人と同レベルの準備をしておく必要があります。

Q23　離れて暮らす家族が見守りをする方法はありますか。

A23　できるだけ毎日電話をかけ、たとえ短時間でも本人の話に耳を傾けることがいちばんでしょう。電話ができない状態なら見守り用のさまざまな設備やアイテムの導入を検討してもいいかもしれません。家電メーカーの炊飯ジャーや電気ポット、ガス会社のメーターを利用して安否を確認するシステムなどもあります。

私がかかわった例では、寝たきりの親御さんの寝室にテレビカメラを付けて、毎日、無事かどうかをチェックしていた人もいました。双方ともに納得しているなら、それもいいかもしれませんが、問題は子の都合や満足のために本人に無理をさせているような場合です。

いくら寝たきりの親が心配だからといって、寝室にテレビカメラを付けられ、監視されるなんてまっぴら、と考える人もいるはずです。そんなことまでして見守られるくらいなら、誰の目にも留まらないところで清々と死んでいきたいと願う人だっているでしょう。

親子であっても、価値観や人生観はまったく異なることは珍しくありませんし、死についての考え方も違います。その場合、家族の自己満足のために本人に我慢をしてもらうのか、本人の意思を尊重するために家族はちょっと我慢するべきか？　結論はおのずと決まってくるのではないでしょうか。

Q24　救急車を呼んで病院にかつぎこむ選択をするのは、いったい誰ですか。その時の選択について、家族にどう伝えておけばいいのですか。

A24　もし家族がそろっている時に倒れたとしたら、本人は倒れているのですから、救急車を呼ぶのは当然、同居する家族であり、決定を下す人は息子（長男）である場合が多いでしょう。家族の大事は家長＝成人した長男が決定する、という文化にはまだまだ根強いものがあります。

それはさておき、家族がとっさに１１９番をするのには、それなりの背景があるものです。

それというのも、日頃から家族は病院の医師や看護師から「なにかあったらすぐに病院に」という一見思いやりのあることば、別名、悪魔のつぶやき、魔女のささやき、を繰り返し言われていますから、救急時は額面どおりに救急車を呼ぶのが最善だと思いこまされています。

しかし、倒れた本人にとって、本当にそれが最善かどうかはわかりません。その後の現実を見る限り、救急車のなかで移送中に亡くなる人は、まだ幸せだと思うことさえあります。いちばん不運なのは病院に担ぎこまれたあと、人工呼吸器の装着などの延命治療を施されたあげく、最後まで苦しみながら亡くなる人ではないでしょうか。家族は、最後まで苦しむ姿を目の当たりにしたあげく、充分なお別れもかなわなかったということで、結局「なにかあったらすぐに病院に」とつぶやいた医師を恨み、もう二度とあの病院には行かないという結末になりがちです。

すでに終末期にある人、とくにがん末期で在宅療養をしている人で「家で安らかに死にたい」と願うならば、「延命治療は受けたくない」から「くれぐれも救急車は呼ばないでほしい」と家族や周囲の人に繰り返し伝えておくことが必要かもしれません。

Q25　病院に運びこまれたばかりに重い後遺症が残る場合も少なくないと先生はおっしゃいました。あの時、家族が通報さえしてくれなかったら……とあとで思うとしたら悲しいことです。どうしてもらうのがいちばんよかったのでしょう。そのために、家族とどんな関係を築き、どんな準備をしておけばいいですか。

A25 まず、家族の間で延命治療の可否、看取りや死についての話題をタブー視せず、日頃から充分に話し合っておくことです。……と、まあ、そうは言っても、話し合いましょう、と言われてすぐに話し合えるのであれば、最初から苦労はありませんね。

親子はもちろん夫婦の間でさえ、そういう話題にためらいや戸惑いを感じがちです。シリアスな話はできるだけ先延ばししたい気持ちはよくわかります。話し合い以前に、自分自身がそれらについてどう思っているのかさえ、なかなか整理がつけにくいものです。

その場合は第三者の力を利用するのもひとつの方法です。死や看取りについての希望を確かめるきっかけが必要ならば、医師や看護師、トータルヘルスプランナー、ケアマネジャーなど専門家と話す機会を利用すればいいのです。

小笠原内科では、患者さんが家族同伴で検査結果などを聞きに来られたり、診療方針を決めるカンファレンスに立ち会う機会をとらえては、私の方から「家で死にたいですか、病院で死にたいですか？　つまり、最期までどこで生きていたいですか？」と単刀直入に水を向けることもあります。第三者である専門家が間に入ることで、本人と家族は自分たちが置かれた状況に否応なく向き合い、頭のなかだけに漠然とあった考えや気持ちを少しずつことばにして伝え合うことができるようになります。

一度でも率直な考えを口にし合えれば、それまで「縁起でもない」とか「財産目当てと誤解されるのでは……」などの恐れから自己規制していたガードが外れ、案外率直に話し合えるようになるものです。

※文庫版への追記

このような話し合いをACP（アドバンス・ケア・プランニング）と呼びます。ACPとは、もしもの時に備え、患者が家族や医療関係者と繰り返し話し合うプロセスのことです。延命治療を受けるのか受けないかなどの意思確認やどのような旅立ちを望んでいるのかなどの人生観を含め、どんな治療を行っていくのが最善かをあらかじめ話し合うことによって、本人の生き方を尊重した医療・ケアを提供することができると共に、最期は患者本人が願う旅立ちを実現することができるのです。

小笠原内科では20年以上前から実施していますが、最初は「歩けなくなったら入院する」と言っていた人でも、死が迫ってくると「最期まで家にいたい」と気持ちが激変することが多く、ACPは繰り返し行うことが必要だと考えています。

2018年3月に策定された厚生労働省「人生の最終段階における医療・ケアの決定に関するガイドライン」の中に、ACPの概念が盛り込まれました。このガイドラインで「医療」という文言に「ケア」が加わったことは、それまで延命治療の是非などを検討する病院に限っていたACPが、生活の場（在宅）でも必要だと認められたということです。訪問看護師やケアマネジャーなど「多職種」の専門家がケアチームとして患者や家族と話し合うこと、さらには本人による意思決定が基本であるという「患者本位」の姿勢が明記されたことは、最期の願いを叶える大きな第一歩だと考えています。

しかし、このガイドラインには課題もあります。一つ目は、「医学的妥当性と適切性を基に慎重に判断すべきである」という一文によって、これまでと同様に立場の強い医師の決定を黙認し、患者の意思がないがしろにされるのではないかという懸念があるからです。医学的妥当性と適切性の重要性も理解しつつ、ACPに基づいた「本人の生き方を尊重する」ことが大切だと思います。

二つ目の課題は「ケア」という文言の受け止め方です。私は、ケアには二つの解釈があると考えています。一つは、食事や排泄、入浴の介助など日常生活動作を支えるケアです。もう一つはこころのケアです。一般的に「ケア」と聞くと前者を思い浮かべることが多いため、こころのケアをおろそかにしてしまうことを危惧しています。

なぜなら、在宅ホスピス緩和ケアの「ケア」とは、人と人とが関わり、暖かいものが生まれ、生きる希望が湧き、生きる力が漲《みなぎ》ることだからです。こころのケアを行うことでQOL（生活の質・生き方の質）が高まります。だからこそ、ひとり暮らしの方が寝たきりになっても笑顔で暮らすことができるので、ＱＯＤ（死に方の質）の高い独居の看取りができるのです。この視点もガイドラインに明記されることを願っています。

Q26　かかりつけ医や訪問看護ステーションとの日頃からのつきあいが重要だとお聞きしましたが、万一の時、１１９番する前にどうすればよいのでしょう。

A26　１１９番の前に訪問看護ステーションやかかりつけ医に電話をして、入院した方がいいかどうかをまず相談することをおすすめします。

もうひとつの私のおすすめは、発作などの急変時にどうしてほしいか、という意思を紙に書き、枕元や電話の近くなどに貼っておくことです。というのも普段から話し合っていたのに、それが紙に書かれていなかったばかりに、メッセージが伝わらず、うまくいかなかったという事例は枚挙にいとまがないからです。大切なことは、すぐにでも紙に書き記しておいてください。

苦しむ姿を目の当たりにしたり、血を見ると家族はパニックに陥って、すべきこと・してはいけないことを忘れ、とっさに１１９番してしまうことがあります。本人のベッドや固定電話の脇など、すぐ目につく場所に「救急車は呼ばない」「訪問看護ステーションに電話」「延命治療はしない」などと書いた紙を貼っておけば、落ち着いて行動する助けになるはずです。

その際、訪問看護師やかかりつけ医が、入院しても余命は3カ月以内だろうと判断すれば、医療者の方から勇気をもって「入院は本人が苦しいだけになるかもしれません」と家族に伝えることも必要だと思います。

その理由を、ある事例でお話ししましょう。いつもニコニコしていた80代のマモルさんは軽度の認知症と血液の末期がんを抱えたまま、自宅でひとり暮らしを続けていました。家にいれば機嫌よく暮らしていますが、入院のたびに表情がなくなり、認知症状がひどくなるということで、長男、娘、次男の妻らとカンファレンス（在宅ホスピス緩和ケアチームを含めた家族会議）を重ねた結果、彼らも「在宅のまま見送る」覚悟をされ、在宅療養を続けていました。その際、「吐血、下血、喀血、脳出血が起きたら助からないので、その時はあきらめて、本人の苦痛を取り除くケアだけにとどめましょう」との合意にもいたっていました。

それから間もなく、マモルさんは恐れていた脳卒中発作を起こしてしまいました。家族は訪問看護ステーションに連絡し、すぐに出張先の私にも連絡が入りました。

「一度も顔を合わせたことのない次男が『病院へ行って脳出血か脳梗塞か、はっきりさせたい』と言っています。どうしましょう？」と訪問看護師から聞かれた私は、移動中の新幹線のなかから「行っても意味がない」と答えました。が、家族はすでに救急車を呼んで「病院に行って、（疾患名を）特定させる方に舵を切ったようだ」と言うので、「どうしてもはっきりさせたいなら、検査だけして家に戻ればどうか」と伝えてもらいました。

検査の結果、脳出血と診断された一家が帰宅しようとしたら、担当医が「手術しなければすぐに死ぬから手術を」とすすめてきたそうです。家族は、そのことばに動転したのでしょう、手術を承諾してしまいました。認知症ですでにがん末期だった人に、です。結局、マモルさんは手術時に人工呼吸器をつけ、その状態のまま1カ月後に亡くなりました。最後の最後になって入院、手術というつらい体験が重なり、かねがね「延命治療はNO！」と言っていた本人と家族の願いは吹っ飛び、平穏に過ごした在宅介護の日々は泡と消えてしまいました。

救急搬送をした次男にすれば、脳梗塞ならば積極的に治療すれば回復するだろうと判断し、そうすることが最善だと考えたのでしょう。が、マモルさんにとっての最善はどうだったでしょう？　カンファレンスに立ち会わなかった次男に、多少無理をしてでも時間を取ってもらって説明しなかったことを後悔しましたが、あとの祭りです。

いずれにせよ、救急車で病院に行く、ということは多くの場合、その先に待つのはこのような現実もある、ということを覚えておいてください。

Q27　たとえ脳血管障害で麻痺の後遺症が残っても、自宅でひとり暮らしを続けるのは、可能でしょうか。離れて住む家族からは、ひとり暮らしは無理だから安全安心のために施設か病院に入るよう、強くすすめられるようです。

A27　ほとんどの場合は可能です。既述したような緊急連絡用のシステムを導入すれば「発見が遅れる」「発見されない」不安はある程度、解消できるでしょう。

排泄介助は前章でも紹介したように、巡回型のサービスに尿道留置カテーテルなどの選択肢を組み合わせれば対応できるでしょう（A17、18参照）。

食事や入浴（清拭《せいしき》）も訪問介護・訪問看護サービスが入れば、ほとんど困らないはずです。人工呼吸器をつけている場合など、医療的ケアを常時必要とする人でも、がん末期の時と同様、ヘルパーや看護サービスなどを利用することである程度カバーできます。

在宅ひとり暮らしが続けられるか否かの見極めは「緊急時に自分で電話をかけられるかどうか」がひとつの目安になるでしょう。

自分で電話ができれば問題はありません。ひとりで電話のできない人だけが難しいケースに入るかもしれませんが、その場合もいくつかの工夫と配慮があれば可能になる場合があります。

たとえばタッチパネルに触るだけで24時間いつでも訪問介護ステーションにつながるテレビ電話システムが利用できれば可能です。

本人の強い希望で在宅ひとり暮らしを続けている86歳のミツコさんのケースをご紹介しましょう。カルテに12もの疾患名が並ぶミツコさんは、要介護5。がんによる骨盤骨折のためトイレにも立てず、ベッドの上だけの暮らしです。目も見えづらく、耳も聞こえづらいため、普通の電話は使えません。でも、ベッドの定位置からちょうど手を伸ばした所にテレビ電話を設置したことで、本人はそのモニターに指先が触れさえすれば、24時間、ヘルパーと話せます。ミツコさんの姿も先方のモニターに映し出されるため、なにかあれば即座に適切な対応がなされるようになっています。

好きな自宅で自由な暮らしを続けるミツコさんの表情は明るく、「明日は誰が来てくれるかな～と思って毎晩うれしくなります」などと言ってくれるほどです。

ミツコさんのように自分の望む暮らしを続ければ免疫力は自然と上がるため、周囲が想像する以上に元気で暮らされる人が少なくありません。

その反対に、離れて暮らす家族の都合で入院・入所させられる人はストレスが嵩じて免疫力が落ちたり、認知症状が強くなることがあります。安全性ということに限定すれ

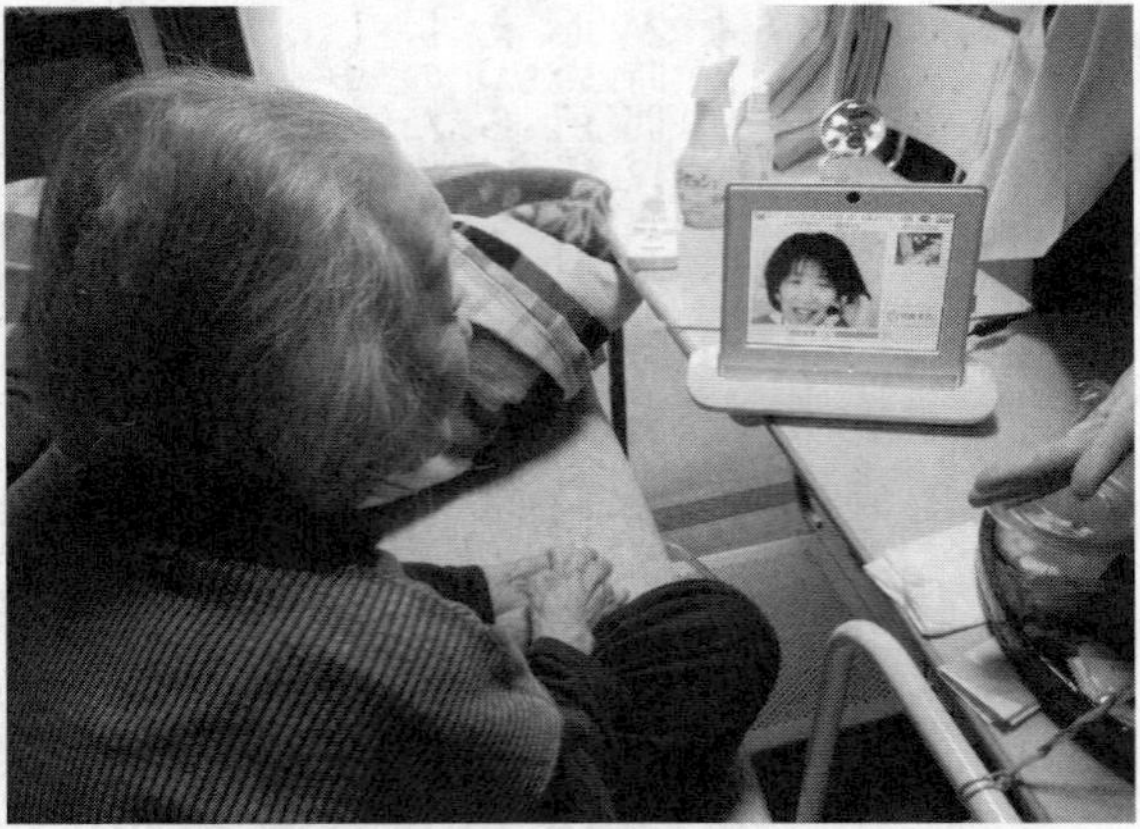

タッチパネルに触れて呼び出したヘルパーと話すミツコさん（撮影・寺田和代）

ば、確かに病院や施設の方が担保される面はあるでしょう。が、本人にとって心豊かに人生を送るという喜びが奪われてしまったら本末転倒です。

そこをわかっていただけない家族に対し、私は「ある意味、もっとも安全・安心なのは刑務所だと思いますが、刑務所に自ら行きたいという人はいると思いますか？」などと尋ねることがあります。答えは決まっています。ほとんどの人は、いいえ、と答えます。それならば、と私は続けます。「ひとりでも家にいたいという本人の願いをかなえてあげることです。それに反して施設や病院に無理やり入れるのは、刑務所に強制収監することと同じといっても言い過ぎではないのです」と。そして「大きな願いをかなえるにはリスクはつきものですが『家で死にたい』願いを持つ人の現実を見ると、驚くほどうまくいくことが多いのです」と話します。その話を聞いて、じゃ、うちも……、と心を決められる家族もいます。

結局は、自分の生き方・死に方を誰が選び、誰の選択を優先させるか、ということでしょう。別れの時が近づいた親の最後の願いを、子が断固として退けるというのなら、親としては諦めるしかないでしょうね。そういう考え方しか持てない人に育てたのは、自分（親）の責任でもあるのですから。

Q28　在宅はどうしても無理、というのはどんなケースでしょうか。

A28　人工呼吸器を使っていて定期的にたんの吸引をする必要があり、かつ自分で電話をかけられない状態にある人でしょうか。ただし、その場合でも、ボランティア、ヘルパー、看護師などが2〜3時間ごとに巡回して見守れる態勢が整えば、解決できる可能性が高いと思います。

介護保険だけではサービスが足りない場合は、障害者自立支援法のサービスを使うというワザもあります。必要なサービスさえフルに利用できれば、在宅独居の暮らしは続けられるのです。

ところが、そんな頼もしい実践がある一方で、在宅を困難にさせる法の現実もあります。２０１２年４月の介護保険法等一部の改正の「ヘルパーのたんの吸引等」の解禁が、蓋を開けてみたら、そう簡単にはいかない部分もあったことがそのひとつです。ヘルパーが不特定多数の人に対してたんの吸引等を行うには50時間もの座学研修が必須な上、実技もかなり大変だというのです。介護福祉士の養成課程に加えるのはよいと思いますが、すでに働いているヘルパーに導入するのは難しいでしょう。

12年末現在では、在宅で働くヘルパーは8時間の座学と演習を行ったあと、特定の患者ごとの実地研修でたんの吸引を行っているようです。介護家族のいない人にとっては最後の砦ともいうべき家政婦（自費ヘルパー）にも、同様の研修が課せられるようになりました。

あらためて提案しましょう。制度の整備と、日本中どの地域に住んでいてもサービスが利用できるようにたんの吸引のできる介護事業所を増やしていくことが急務です。それが、「どんな状態になっても誰もが無理なく家で暮らせる」社会への第一歩になると思います。

Q29　独居の高齢者が誰にも看取られず家でひとりぼっちで亡くなったら、離れて暮らす家族は死に目に会えなかったと自分を責める傾向があります。小笠原先生なら、そんな家族にどんな声をかけますか。

A29　自分を責めないでください、ご本人は希望がかなったのですから本望ですよ、よかったですね、と声をかけます。それが、この質問に対するただひとつの答えですが、その前に、上野さんとみなさんにぜひ、知っておいていただきたいことがあります。

それは、ひとり暮らしの人が適切な在宅ホスピス緩和ケアを受けながら自宅で亡くなられたような場合、不思議と苦しがった様子はない、という現実についてです。

この現実はメディアではまず伝えられないどころか、「誰にも看取られず」というだけで「孤独死」と騒がれ、悲惨、孤独、哀れ、という文脈で捉えられがちですが、実際はそのように亡くなられた方々の多くが安らかな、さらには幸せそうな表情であることは、現場関係者の間では共有されている事実です。ニュースで報道されるようなケース、つまり死後しばらく経過したあと発見され、警察沙汰になるような孤独死と、在宅チームと心が通い合っている「在宅ひとり死」とでは、天と地ほどの差があるものです。

ですから私たちはなおさら、在宅ホスピス緩和ケアを受けていた患者さんがひとりでいる時に亡くなられた場合は遺族に最期のお顔を見せ「『最期まで家で暮らしたい』というご本人の希望がまっとうされてよかったですね」と声をかけます。

万が一の時が心配だから施設や病院に入ってほしい、という考え方は、一見本人への思いやりから出ているようで、それを本人が望まないなら、結局は本人に「自分の気持ちはわかってはもらえない」という孤独感やむなしさを植え付けるだけです。もちろん、本人が入院や入所を望んでいるなら、なんの問題もありません。が、望まない人は確実にいるわけです。どの道、人は亡くなるのです。

そのように説明してもまだ自分を責める人には、「本人の望む『自宅で死にたい』とは『最期まで自宅で生き抜きたい』ということで、それは大願《だいがん》（大きなことを成し遂げようという願い）というものでしょう。大願にリスクはつきものです。もし、周囲に人がいない時に亡くなったとしてもそれは些細なリスクのひとつに過ぎず、そんなことより大願が成就できたことの方を喜びましょう」と言います。こんなことばがけも、本人が亡くなったあとでは言い訳にしか受け取られかねないので、生きているうちに家族にじっくり説明するようにしています。

Q30　小笠原先生のような信頼できるかかりつけ医や訪問看護ステーションとのおつきあいを自分の地元でつくるにはどうすればよいのでしょう？　それに信頼できる医療機

関を探すにはどうすればいいんですか？

A30　口コミが確かだと思います。実際に利用した人たちの評判がいちばん頼りになります。地域にある2〜3カ所の訪問看護ステーションに赴き、依頼できる医療機関を教えてもらうのもよいでしょう。データで確認したい時は日本在宅ホスピス協会が管理している「末期がんの方の在宅ケアデータベース」をごらんください。

日本在宅ホスピス協会　https://n-hha.com/

データベースには①日本在宅ホスピス協会の会員であるか否か　②末期がんだけではなく、非がんの方の在宅看取り数の実績　③ひとり暮らしでも対応してくれるかどうかなどが、掲載されています。ただし、現段階ではこのデータベースは各医療機関からの自己申告制です。

また訪問看護師、地域包括支援センター、病院の退院調整室、民間の相談援助機関、ボランティア、ケアマネジャーにも相談することができます。237〜240ページに在宅ホスピス緩和ケア医療機関を探すための一助として、どのような点に注目したらよいかの参考として、日本在宅ホスピス協会のデータベースから小笠原内科のデータを転載しておきますので、ご参考になればと思います。

第3章　老衰で死ぬのは幸せですか

100歳を超える高齢者もめずらしくなくなりました。つい先頃までは自治体が100歳のお祝いをくれたりしたものですが、多くなりすぎたので廃止したところもあるとか。沖縄のように長寿の高齢者の多いところでは、死の前日まで畑へ出て野良仕事をしていた年寄りが、翌朝冷たくなっていた、ということもあるようです。汚染にも都会生活のストレスにも無縁で、自然とともに生き死にするそんな生活はあこがれですが、今の日本人にそれができるとはとうてい思えません。

85歳を超えると死因に老衰が増えてきます。老衰とはどんな死に方をさすのでしょうか。

わたしは最近、「老いる」というだけでなく「老い衰える」とセットで言うようにしていますが、老いることは下り坂をゆっくりと降りていくこと。死にゆく過程については、次のようなプロセスをたどることがわかってきました。まず足腰が弱り、歩くことが困難になり、しだいに立てなくなってそれから寝たきりになり、やがて食べ物がのどを通らなくなって、水も飲めなくなって脱水症状になり、枯れ木のようになる。最後に呼吸困難が始まり、呼吸停止と心肺停止で瞳孔が開く。この過程が死です。どういう状態が老衰死なのか、その過程が予期できると安心につながります。

立木が枯れるように生命が尽きていく……とても自然な過程に思えます。飢餓状態になると体内麻薬物質が出て苦痛を感じなくなるという説もありますし、脱水症状になると意識状態が低下して昏睡するそうです。この過程によけいな医療の介入をしない方が、「安らかな死」を迎えられると主張するお医者さまも増えてきました。

ですが、超高齢社会とは、このプロセスをう〜んと長期化することができるようになった社会とも言えます。おひとりさまの不安は、家族の支えがなければ、とうてい在宅での老衰死など望むべくもないのではないか、ということです。

寝たきりになってからどのぐらいかかるのか。食べられなくなってから、栄養点滴や胃ろうをつけるかつけないか、誰がどうやって選択するのか。食べられなくなって寝たきりになっても、その状態でひとりで家にいられるか。どんな介護が必要なのか。医者や看護師さんとどんな関係をつくっておけばよいのか。

在宅の老衰死は家族の同居が前提、おひとりさまは施設か病院で死ぬしか選択肢がないと思われてきました。でも同居家族がいても昼間は誰もいない「日中独居」も多いですし、多くの高齢おひとりさまには、実は別れて住む家族（子ども）がいます。もし親が自分の家でひとりで老い衰えて安らかに死んでいってくれたら、家族にとっても心から安心できるでしょう。
「死ぬまで家にいたい」。このお年寄りの悲願は、どうやったらかなうでしょうか。

Q31　老衰とはどんな死に方をさすのでしょうか。それは幸せな死に方ですか。

A31　老衰で死ねるということは長生きしたということです。上野さんのおっしゃるとおり、自然の摂理というか、草木が枯れるがごとく大自然に戻るわけですから、痛い、つらい、苦しい、などの思いはほとんどせずに、安らかに眠るように、この世とお別れできたということです。
また、そこにいたるまで幾多の人生の危機を乗り越え、命をまっとうできたという意味では老衰は「納得死」でもあります。家族や周囲の人たちもまた、そのことに納得し、祝福の気持ちを抱くでしょう。その意味では、単純に比較はできないにせよ、周囲の人たちにお別れをして旅立てるがん死と同じくらい幸せな死に方だといえます。

老衰で納得死する条件は、医療介入をし過ぎないことです。たとえば認知症を抱えた人でも、胃ろうやCVポート（中心静脈栄養のための皮膚にうめこむ医療機器）で24時間点滴をするなどの強引な延命治療をしなければ、少しずつ脱水の状態になり、穏やかに安らかに亡くなっていきます。ほどほどの脱水こそが苦痛をとるいちばんの薬です。死ぬ直前に入院したばかりに苦しむのは、点滴をし過ぎるからです。人の処理能力をはるかに超えた水分を無理やり体内に入れるから、ぶくぶくに腫れたり、ひどい人では肺水腫で苦しむことさえあります。まさに「過ぎたるは及ばざるがごとし」です。

点滴をするのなら、人の処理能力と同程度か、それ以下にすべきでしょう。人体の処理能力は死に向かって徐々に低下していくのですから、それに合わせるように点滴量も500㎖、最後は200㎖くらいにまで徐々に減らしていくと、ろうそくの火がふっと消えるようにして亡くなっていきます。

ただし、このあたりの加減は本人・家族と医療者側が事前に充分に話し合っておくことが必要です。それというのも、最近は点滴をまったくしないという医師も出てきたからです。「極度の脱水になれば、のどが渇いて一時的に辛い時期があるものの、死ぬ時には全身に多幸物質が分泌される」という考えのようです。

その場合、本人や家族が事前にそのことを納得していないと、本人の死後、遺族が

「本当にあれでよかったのか」と悶々と苦しむ可能性があります。医療者側の信念だけで家族を説得し過ぎるのはいかがなものでしょう。なにごともほどほどがよいと私は思います。

さらにろうそくの火が消えるように亡くなられた老衰のケースを紹介しましょう。

2000年に家で夫を看取った4年後、04年9月から足腰が弱り、心不全もあって在宅医療を始めた92歳のフクヨさんです。夫を家で看取った経験から在宅医療は自然な流れで始まりました。時々、誤嚥《ごえん》性肺炎を起こすのですが、その都度、訪問看護師が駆けつけて点滴を施すと1週間ほどで治るので、在宅のまま子や孫、ひ孫に囲まれて暮らし続けていました。

11年夏頃からは昼間もベッドで寝て過ごすことが多くなりましたが、100歳直前までは訪問看護師が自宅での入浴や、ポータブルトイレでの排泄を手伝っていました。12年4月8日に夫の13回忌を済ませ、翌9日に訪問入浴した際も、「あぁ、いい気持ち」と満足げな様子を見せてくれましたが、その後、食事が摂れなくなり、寝たきり状態に。日に500mlの点滴をし、13日には血圧が徐々に低下していきました。

14日、私がフクヨさんのもとを訪ねると、長女が「母が亡くなってしまう」と号泣しています。「念願の100歳の誕生日も迎えられ、苦しむことなく衰えていってるんだから、お赤飯を炊いて喜ぶくらいのものだよ。あんたが泣くと、お母さんは心残りで旅立てないじゃないの」と論しました。すると、その会話を傍らで聞いていたフクヨさんが「もう死ぬの？　今までありがとう。先生、娘を頼むね」と声をかけてきます。「いや、あんたの好きな孫が帰ってきてないから、まだだと思うよ」と答えているうちに、その孫の姿が玄関に。フクヨさんはその顔を見た瞬間、私たちがびっくりするくらい大きな声で孫の名を呼び、お別れのことばを口にし始めたので、「間もなくお別れでしょう。旅立たれたら、訪問看護師と一緒にエンゼルケアをしてください」との指示を残して、いったん私はその場を辞しました。

あとで聞いたら、私が予測した時間をゆうに超えて、フクヨさんはこの世に留まられたそうです。それというのも、大好きなひ孫が最終の新幹線で岐阜に向かっている途中だったからでした。結局、彼女はそのひ孫との別れも無事に果たし、会いたい人全員に会って安堵したかのように眠りにつき、15日に苦しむことなく旅立っていかれました。まさしく大往生でした。

臨終をともに見届けた家族と訪問看護師は、その後2時間かけてエンゼルケアをし、満足感や幸福感を分かち合い、フクヨさんを偲びました。

ところで結局、家族はいつお赤飯を食べたのでしょうか？　私たちの地域では忌明け法要の時に食べる習わしがあります。でも、この家族は、私が話したからかどうかはわかりませんが、初七日法要にお赤飯で会食されたそうです。本当によかったな、と思います。

コラム

お別れの日が近づいたサイン

老衰だけでなく病気や病態によりサイン（症状）が出現したりしなかったり出現する時期が異なったり、さまざまです。適切な在宅ホスピス緩和ケアをすると、お別れの日に向けて、次のような経過をたどるようです。あくまでひとつの目安です。

①食べられないと2週間くらい、飲みこめないと1週間くらいです。

②意識がボーッとしたり、眠る時間が多くなると、1週間くらいです。

③幻視・幻聴や、意味不明な言動をとる（せん妄）と、6日くらいです。

④呼吸が不規則になったり、ゼイゼイしてきたら、5日くらいです。

⑤尿が出なくなったら、4日くらいです。

⑥会話ができなくなったら、3日くらいです。

⑦呼びかけに応答ができなくなったら、2日くらいです。

⑧鉄が錆びたような血の臭い（死臭）がすると、1日くらいです。

⑨手足が冷たくなり、紫色になってきたら、半日くらいです。

⑩呼吸が止まったら、お別れの日です。

＊個人差はありますが、これは私が経験した在宅ひとり死の自然な経過です。心配な時は訪問看護師と相談しながら、いのちを見守りましょう。

Q32　老衰で死ぬにはどうすればいいですか。

A32　自分の口からはっきりと「延命治療はしてほしくない」旨を、あらかじめ家族やケアスタッフにきちんと伝えておくことです。エンディングノートや紙に書き記しておけばなおよいでしょう。また、その意思を伝えられた家族は、そのメッセージが必要となる場面に直面したら、つまり病院で救急救命医療を受けるか受けないかを選ぶという事態に直面したら、本人に代わって医師にはっきりとその旨を伝えることです。

入院している場合は、一日も早く退院することです。そもそも急性期の疾患でどうしても入院が必要な場合以外、入院はしないことです。入院している限り、多くの場合「命を長らえさせる」ために水分や栄養をさまざまな方法で補充し続けられることになります。一般に看取り期に入った高齢者は、少しずつ体の力を弱めていきます。当然、代謝能力もゆっくりと低下します。にもかかわらず、医療の名のもとに、あたかもこれから50年も長生きさせるかのように身体能力を超えた水分やカロリーを与え続けるのは、老馬に鞭打つことと同じです。もちろん馬に余力があれば、鞭打たれればなんとか走るでしょうが、多くの場合、命の炎を徐々に小さくしようとする人をいたずらに苦しめるだけです。また、反対に点滴を一切行わないで見守るだけというのは見ている側がつらかったり、本人の死後、遺族に後悔や自責の念を残すことが多いので、少量の点滴をすることが望ましいと考えています。

生来虚弱で、高血圧の薬を服用していた91歳のシズエさんのケースです。高齢になって入院をすると認知症の症状が出現する人が多いのですが、シズエさんも2010年9月、熱中症で入院後、認知症状態になり食事も摂れなくなってしまいました。家族は病院の医師から、胃ろうを造設するか、CVポート（中心静脈栄養のための皮膚にうめこむ医療機器）を造設して24時間点滴をするよう説得され、拒否すると医師から「このまま退院すると、親を餓死させることになるよ」と説明されたそうです。

それでもシズエさん自身が全身で「家に帰りたい」と訴え続けたために、家族は退院を決意し、半ば強引に病院から自宅へと連れ戻しました。自宅に戻ったものの、かかりつけ医から往診はできないと断られてしまい、途方に暮れた家族がかかりつけ医からの紹介状を持って当院に相談に来られたことが、シズエさんと出会うきっかけでした。

さっそく点滴と、訪問看護師によるフットセラピーを含めた在宅ホスピス緩和ケアを開始しました。シズエさんは家に戻ってリラックスされたのか、退院翌日には早くも認知症の症状が改善の兆しを見せ始め、ほんの少しでしたが食事も口から摂れました。その後も訪問看護師が週に3回、1日500mlの点滴をしながらケアを続けるうちに、週1回デイサービスに出かけられるまでに回復し、穏やかな日常が戻ってきました。

退院から20日後、シズエさんは家族と一緒に食卓でテレビを見ながら笑い、お茶をひと口飲み終えてから、文字どおりコロリと亡くなられました。その後、駆けつけた私に家族は感激した面持ちで「先生、これが希望死・満足死・納得死ですね！」と話してくれました。

もしシズエさんが入院生活を続けていたらどうだったでしょうか。本人の意思確認もできないまま胃ろうを造設していたら、シズエさんは亡くなるまで苦痛の連続だったかもしれません。その姿を見ながらなにもしてあげられない家族の葛藤は大きく、亡くなったあとにグリーフケアが必要になったかもしれません。

老衰死とは、老木がその命を終えた時に自ら音もなく、ゆっくりと根元から倒れていくような死に方です。人智を超えた自然とともにある、それぞれの「終わるべき時」を奪わない医の作法が求められているような気がします。

Q33 独居でも老衰死はできますか。

A33 本人が望み、同居していない家族が納得されればできます。しかし、家族が反対する場合はその説得にかなり時間と労力を要します。対照的なふたつのケースを紹介しましょう。

ひとつは、食べられなくなった時、離れて暮らす家族が胃ろうをつくってほしいと入院を望んだため、独居の老衰死ができなかった80代のタエコさんのケースです。私たちのチームがかかわり始めた時点で、タエコさんには肝硬変、間質性肺炎、認知症があって、すでに寝たきりに近い状態でした。食事がほとんど摂れなくなった時期に、家族の希望を考慮して1日500mlの点滴を始めました。私は、「1カ月くらい後に亡くなるかもしれませんが、タエコさん自身に苦痛はなく、このまま亡くなられることが自然の摂理だと思います」と家族に説明し、長男、長女もそのことに納得されていました。

ところが、そこに思わぬ横やりが入りました。病院で看護師をしている長女の娘、つまりタエコさんの孫娘に「胃ろうをつけないなんてありえない」と意見された長女はあっさりと「母に胃ろうをつけます」と前言を撤回。すでに「おだやかな老衰死」へのカウントダウンが始まっていたタエコさんを入院させてしまいました。

入院後、すぐに胃ろうを造設されたタエコさんは、その直後、運の悪いことに嘔吐《おうと》して窒息、誤嚥性肺炎を起こしてしまい、病院で救急救命治療を受けましたが、ほどなく亡くなりました。皮肉なことに胃ろう造設で延命どころか「短命」になってしまったのです。

このケースのように、本人の希望をかなえるためのカンファレンス（在宅ホスピス緩和ケアチームを含めた家族会議）に出席しない人が発言力を持っている場合、せっかくの計画もあっという間に頓挫してしまいます。タエコさんの場合も、くだんの孫娘も含めた全員がカンファレンスに出席し、独居での在宅死に納得していれば、本人はいたずらに苦しむことなく、穏やかに老衰死していけたでしょう。孫娘を責めるつもりはありません。彼女の意見はある意味、日本の多くの医療関係者が共有する「常識」に従ったものであり、彼女にしてみれば看護師である自分が祖母の役に立てると信じて行った善意の行為でした。それほどに日本の病院では、「口から食べられなくなったら胃ろうをつくる」ことが当然視されてきたのです。

２０１１年あたりから、ようやく日本老年医学会などが認知症末期における胃ろう造設や人工呼吸器の装着についての調査や報告を行い、その是非が議論されるようになってきました。今後、この問題がさらに多くの人に共有されることを願っています。

ふたつめは、本人が独居での死を希望し、家族も納得して、幸せな老衰死ができた例です。80歳で妻に先立たれ、85歳になって大阪から息子の住む岐阜へ引っ越し、12年間ひとり暮らしを続けてきた92歳のサダミチさんです。心臓弁膜症、心不全、低タンパク症、右下肢潰瘍、腰椎《ようつい》圧迫骨折があり、とうとう歩けなくなったのを機に2007年2月、通院先の病院からの依頼で在宅医療を始めました。

サダミチさんは薬が苦手で服用しなかったため心不全が増悪。9月に再び入院したものの心臓手術もできず、1カ月後に退院し、家で酸素吸入を続けることになりました。ところが11月13日、酸素吸入を嫌がって不穏となり、点滴をしようとすると興奮状態になり手が付けられなくなりました。

「父の生き方を尊重したい」と長男から申し出があり、18日、「自然な経過にまかせる」との誓約書に署名捺印しました。19日に嫌がるすべての医療を中止すると、サダミチさんは仏様のような顔になり、傍らの訪問看護師に「死ぬ前にやっておきたいことがある」ととつぜん切り出し、「あんぱんが食べたい。酒も飲みたい」と言ったそうです。訪問看護師はすぐにリクエストに応えました。サダミチさんは子どものように喜び、どちらも少しずつ口にしては、満足げに微笑《ほほえ》んでいたそうです。その後も訪問看護師は毎日訪問し、サダミチさんがヘルパーを断ったので基本的なケアも担い、同じ市内に住む長男の妻が時々顔を出してはそれを助けました。

28日、サダミチさんが酒を飲み過ぎて興奮したために精神安定剤の座薬を使ったのを最後に、それから2日後に布団の乱れもなく自然な経過で永眠されました。本人は生前、「献体をする」と息子さんに伝えてあったということで、病院に搬送する直前に、息子さんとその妻、訪問看護師らとともにお別れをしました。最後の半月ほどは訪問看護師の集中的な訪問看護が必要だったので、「特別訪問看護指示書」を書きました。14日間は医療保険でまかなわれましたので、介護保険のサービスはほとんど使わずに天寿をまっとうされました。「特別訪問看護指示書」とは医療保険を使って訪問看護師が2週間までは、毎日訪問してケアすることができるサービスです。

息子さんは、生き方・死に方についての父の意思を忠実に守り抜き、それがかなったことに納得していたようでした。まさに教科書どおりの「希望死・満足死・納得死」でした。このように本人の明確な希望とそれを受け入れる家族の覚悟があれば「老衰の在宅ひとり死」は可能です。医療的介入をなるべく減らし、ケアを中心に生活を支えられれば、まさに大願成就となります。

Q34　どんな手だてを尽くしても自分の親には1分1秒でも長く生きてほしい、と思ってしまうのは、子どもの側のエゴイズムでしょうか。

A34 そうだと思います。間もなく亡くなられるだろう、という状態からでも、点滴などの治療を目一杯すれば、数日から数週間は延命させられるかもしれません。でも、そうされることで親は自然な「死に時」を奪われ、心身ともに苦しむことになりかねません。刀折れ、矢尽き、万策尽きての「敗戦死」となります。

脳梗塞で四肢麻痺、中心静脈栄養をしながら尿道留置カテーテルを挿入し、褥瘡《じょくそう》（床ずれ）もあった90代のチエさんの例をご紹介しましょう。誤嚥性肺炎を何回も起こしている上に、血圧も下がってきたので年は越せないと思ったのですが、家族から「年を越すまで生きれば相続税などの金額が変わってくるので、なんとか親にがんばって生きていてもらえないか」との相談を受けました。ちょうど年を越す間際であり、亡くなる日が年内か新年に入ってかで税金の額が変わるとのこと。まあ、いろいろな家族がいて、いろいろな考え方があるということです。

結局、家族の要望を受け入れ、延命治療を施すと、チエさんはそれから1カ月ほど、生き延びられました。チエさん自身はどう思っていたのでしょうか。子どもの役に立てれば、親としてはうれしいのかもしれません。

子としては親に長く生きてほしいと思うのは自然の感情でしょう。意識があって意思疎通が可能であれば、1分1秒でも長生きしてほしいと思うものです。しかし、意識がなく、また苦痛を耐えることだけを余儀なくされ、人間の尊厳を保ちがたい状態に陥った親に1分1秒でも長く生きてほしいと願うのは、子のエゴイズムだと私は思います。

第4章　認知症になってもいつまで、家で過ごせますか

「老い衰える」ことの恐怖のひとつは、認知症になることです。

高齢者のすべてが要介護ではありません。要介護の高齢者は高齢者人口の約1・8割、そのうちのまたおよそ6割が認知症といわれます。

認知症の人たちの「周辺症状」と言われるものについて、たくさんのことがわかってきました。忘れっぽくなる中核症状に加えて、徘徊《はいかい》して行方不明になる、自動車で逆走する、料理ができなくなる、火の始末に失敗して火事を出す、物盗られ妄想が起きて周囲の人たちとの関係を壊す……、認知症の恐怖は、「自分が自分でなくなる」恐怖、判断能力を失う恐怖です。

いくらおひとりさまでがんばりたい、と思っても、認知症になったらアウト……家族がいてさえ、周囲はふりまわされてへとへとになるというのに、まして認知症になって

ひとり暮らしがもちこたえられるはずがない、と誰もが考えそうです。

それでももうひとつ認知症にかんしてわかっていることは、住みなれた環境を変えない方がよいこと。呼び寄せ同居をしたり、グループホームに入居した高齢者が、「家に帰る」と荷物をまとめて出て行こうとするのは、あまりにあたり前の反応でしょう。そこはそのひとの「家」ではないのですから。

とはいえ、認知障害の周辺症状の多くは関係障害。一日中口をきく人もいない孤立した暮らしでは、認知症がますます進行するような気もします。こういう場合、本人の意思を尊重して、在宅生活を続けた方がよいでしょうか。認知症で家にいられるのはぎりぎりどの程度まででしょう。限界だと判断するのは、いつ、誰が、どのようにするのでしょう。その場合はどんな選択肢がありますか。

認知症になっても、いろいろな人のサポートを受けて、在宅で機嫌よく過ごせればOK、そのうちがんになったり、脳梗塞や心疾患で寝たきりになり、動けなくなれば認知症があろうとなかろうとお世話は同じ。かえってケアはラクになる、という人もいます。成年後見制度（認知症など精神上の障害で判断能力が充分でない人が不利益をこうむらないように、家庭裁判所に申し立てをして、援助してくれる人を見つける制度）や任意後見制度（将来自分の判断能力が不十分になったときの後見事務内容を後見する人——任意後見人——を、自ら事前に決めておく制度）を活用して、認知症でも最期まで家にいることはできるでしょうか。

Q35　後期高齢者の多くは認知症をともなっているそうです。なんらかの基礎疾患と認知症の組み合わせは、介護期間がもっとも長期化するといわれます。こういう人たちでも在宅で介護を受けることが本当に可能なのでしょうか。

A35　なんらかの基礎疾患と認知症が合併しているケースは決して珍しくありません。
ヒロズミさんは認知症が進行していくなか、月２回の訪問診療と月１回の訪問看護を受けながら、心筋梗塞後狭心症、うっ血性心不全、前立腺肥大症、不眠症、便秘症、頸《けい》肩腕《けんわん》症候群、白癬《はくせん》の治療を続けていました。暮らしの支援は週2回のデイサービスと毎日の訪問介護で、さらに近隣に住む宗教関係の仲間にも助けられ、２０１２年４月に98歳で静かに逝かれるまでの約４年間を在宅で過ごしました。
１９９１年から高血圧症で小笠原内科にかかっていたナツさん（72歳）は、05年頃から認知症を発症。気管支喘息《ぜんそく》、骨粗鬆症《こつそしょうしょう》、逆流性食道炎、頸肩腕症候群、白癬、腰痛症、便秘症などの治療を行いながら、自宅でひとり暮らしを続けました。当初はヘルパーや近所の人に付き添われ、外来受診をしていましたが、認知症を発症してからはヒロズミさん同様、月2回の訪問診療、月1回の訪問看護を受けていました。

ふたりとも症状に変化があるたびにヘルパーから訪問看護ステーションに連絡が入り、その都度、私たちのケアチームが緊急の対応をしました。「夜、寝る前にのぞいてみたら喘息発作を起こしている」と近所の人が連絡をくれたこともありました。いずれも緊急の対応をすることにより、大きな問題にはなりませんでした。

基礎疾患に関しては訪問診療と内服薬の処方で問題なくコントロールできますし、ヘルパーや近所の人などの協力があれば、基礎疾患と認知症を合併していても在宅生活は充分可能です。

同じように基礎疾患と認知症の合併後も順調に在宅療養を続けてきたのに、最晩年になって、離れて暮らす家族の覚悟がゆらいだために、念願の在宅死がかなわなかった人もいました。

77歳で夫を亡くして、ひとり暮らしとなった頃から不眠症、便秘症、骨粗鬆症、下肢痛、肋間《ろっかん》神経痛、老人性皮膚掻痒症《そうようしょう》、胃潰瘍を併発したヨネさんです。79歳で認知症を発症し、85歳から在宅医療をスタート。87歳の春頃から昼夜逆転し、見当識障害や妄想も現れました。

夏になって血圧が70㎜Hg以下に低下したので、離れて住む娘さんを呼び「お別れの日が近づいているかもしれません」と話したところ、「明日からイタリアへ旅行に行くので、帰国するまで生き長らえさせてください」と懇願されました。やむを得ず訪問看護師が1日数回入り、点滴による延命治療を施すと認知症状はさらにひどくなってしまいました。

その後、帰国した娘さんから、「（ヨネさんの自宅まで）薬を持ってきて」と連絡があったため、「薬は取りに来られるか、訪問薬剤を頼むしかないです」と伝えると「訪問薬剤はお金がかかる。訪問看護師さんが来る時にタダで持ってきて」と食い下がられるので、法律上できない旨を説明すると「それなら在宅はもう無理！」と救急車を呼び、ヨネさんを入院させてしまいました。

入院するほどの病態ではなかったのですぐに退院させられ、再び在宅療養が始まりましたが、現役並み所得のあるヨネさんは医療費の自己負担が3割なので、具合の悪かった前月は小笠原内科への支払いが3万円と高く、介護保険分の費用も含めひとりで負担している娘さんは不満でいっぱい。「1回500円、月2000円の薬の配達代金くらいサービスしてよ」などと、なにかにつけてクレームをつけられました。

秋になっても費用負担をめぐる娘さんの不満はおさまらず、最終的にヨネさんは、娘さんの判断で入院することとなり、そこで亡くなりました。

このケースは費用負担をめぐる娘さんの不満のために、「家で死にたい」という肝心の本人の意思がなおざりにされ、最終的に病院で死亡させることになったものでした。血圧が70㎜Hg以下になった時に、たとえ娘さんに延命を懇願されようとも、本人が60年間を過ごしてきた家であのまま穏やかに逝かせてあげるべきだったのでしょうか。苦い後味が残ったケースでした。

Q36　離れて住む親が認知症の症状を呈してきた場合、グループホームか施設に入ってくれれば子どもは安心できます。が、本人は在宅を希望し、子どもの希望をガンとして受け入れません。こういう場合も本人の意思を尊重し、在宅生活を続けさせるべきでしょうか。

A36　本人が「家にいたい」と望み、家族がそれに反対さえしなければ、在宅生活は充分可能です。なぜならば、これは実際にしてみて実感される人が多いのですが、「助けて」「支えて」と声を出せる人に対して周囲は案外、応えてくれるものだからです。

近隣の人、町内会、老人会、ボランティア、民生委員、あるいは新聞や乳酸飲料の配達員、商店街の人などひとつひとつの力はささやかでも、本人を囲むさまざまな社会資源が結果的にひとつの大きなチームとして働いてくれるケースは少なくありません。そう支えや助けは期待できない、という人であったとしても、医療保険、介護保険をフルに使えばほとんどの場合、可能になります。さらに家政婦（自費ヘルパー）を雇うために死ぬまでにがんでは30万円、非がんでは100万円程度の準備があれば、なんとかなるでしょう。

本人が在宅死を希望し、隣人や多職種の人がチームを組んで看取りまで支えたのはヒロズミさんでした（A35参照）。

ヒロズミさんは1998年心筋梗塞を起こし、心不全で病院へ通院しているうちに認知症を発症しました。もともと多かった薬の種類と量がさらに増えた頃から在宅介護が大変になり、93歳の時、要介護2で本人は望まなかったグループホームにいったんは入所しました。が、入所後も大量の薬を飲まされることに抵抗し、大声を出して暴れたため、グループホームを追い出され、困り果てた病院の医師が家族に当院を紹介し、08年7月、在宅医療がスタートしました。

初めて彼の家に往診した日、たしか午後4時頃だったでしょうか。本人に「こんな朝早くに来てもらっても困る」と怒られ、追い返されたことをよく覚えています。私が最初にしたのは、医療の介入を極力減らすことでした。当初18錠も飲んでいた薬を3錠にしたことでストレスが解消したヒロズミさんは、そこから次第に落ち着きを取り戻し、妻とふたりで暮らせるまでになりました。

２００８年10月、妻にも認知症の症状が現れるようになったので、離れて暮らす子どもたちが「火事を出さないように」と思いきって家をオール電化にしました。この時点で子どもたちは、親の望み＝自宅で死ぬことを応援とまではいかなくても、受け入れる覚悟ができていたのでしょう。その後も1日3回訪問のヘルパーがふたりの生活を支え、さらに24時間対応の訪問看護ステーションとつながって月1回、訪問看護師の訪問を受けながら、いわゆる「認認介護」状態で穏やかに暮らしていました。

10年3月、要介護3になった妻が療養病床に移って以降、ヒロズミさんは在宅ひとり暮らしに。11年10月、要介護3の認定を受けた頃からは徘徊《はいかい》が始まり、私たちケアチームは家族や訪問介護事業所と連携して家の外から鍵をかけ、勝手に外に出て車にはねられないように対応しました。

段差だらけの家でヒロズミさんはしばしば転倒して生傷が絶えませんでしたが、幸いにも骨折はしなかったため「上手に転んでいるんだから、まぁいいか」と大げさにとらえず、大らかな気持ちでチームケアを続けました。

チームのメンバーが家を訪ねると、誰を見ても「誰じゃな？　ヒロタカ（息子の名）かな？」と尋ねます。私の姿を見ても毎回「誰じゃな？」と聞きますが、聴診器を胸に当てると「あっ、先生かな……」と言います。

もともとお菓子好きで、クリームと間違えたのでしょうか、オロナイン軟膏を食べたこともありましたが、おいしくなかったのか少量だったのでお腹を壊すこともありませんでした。

「家にいたい」という意思をことばで表現することはありませんでしたが、住み慣れたわが家で、毎日をひょうひょうと自然体で過ごしていました。私たちも小さなことは気にせず、そんな彼をひょうひょうと見守っていました。

最後の1~2年間は、たびたび誤嚥《ごえん》性肺炎を起こしました。そんな時は私が「特別訪問看護指示書」（A33参照）を書いて肺炎のたびに1週間ほど毎日点滴をするなどケアの量を手厚くして危機を乗り越えました。

12年3月頃から昼間も寝ていることが多くなりましたが、介助があればトイレに立ち、訪問入浴で風呂にも入っていました。その姿を取材したメディアの人からこんなメールをもらいました。「年齢を重ねるほどに、小さな家族ではない、むしろたくさんの人がいる『大きな世界』に還っていく大切さに目を見開かされる思いでした」と。

4月に入りヒロズミさんは誤嚥性肺炎を発症して発熱。体力も衰え、訪問看護師が毎日点滴をしても次第に状態が悪くなっていきました。点滴を嫌がって暴れるため、駆けつけた息子さんと相談し、点滴開始7日目からすべての医療行為を中止するとようやく落ち着かれました。

翌日、自宅に伺って聴診しようとしたら「キツいのは嫌だ」と訴えられたため、聴診を止めると「ありがとう」と微笑《ほほえ》まれました。聴診のようなささやかな行為でも、過ぎたる医療介入は患者さんを苦しめることになるのだと実感した瞬間でした。

息子さん、トータルヘルスプランナー、ケアマネジャーと改めて話し合い、「ひとり暮らしの人は気を張って生きてこられた分、体調を壊すとピンピンコロリが多い。寝込まれてからだいたい3日から1週間の方が多く、ヒロズミさんもいつ亡くなられるかわからない」と告げました。その場の全員で「このまま自然にまかせよう、急変しても救急車は呼ばない」と確認し合いました。

それから2日後の昼頃、ヒロズミさんは集まった子どもたち全員に囲まれ、穏やかな表情で桜の花とともに逝かれました。

後日、ヒロズミさんの死をメディアの人に報告したところ、左記のメールをいただいたのが印象的でした。

「古く、暗く、バリアフルだろうが、1世紀近くを過ごされてきたわが家で、適切で親切な介助が受けられれば、『98歳、心不全、心筋梗塞後狭心症、重度認知症、ひとり暮らし』という、常識的には負のカードぞろいのような人が、穏やかに旅立てる現実を自分の目で見られて幸運でした。適切で親切な介助は家族外だからこそ受けられたと考えれば、ひとり暮らしは負どころか最強のカードともいえますね」

最後のセンテンスには、在宅死についてのひとつの現実が凝縮されています。つまり、本人がそれを希望し、親族が積極的に協力できないまでも「本人の意思を尊重する」腹さえ決めてくれれば、認知症であっても独居の看取りは可能だということです。それどころか、ヒロズミさんのように独居だったからこそうまくいったと思われるケースも多いのです。家族はとかく「こうあらねばならない」という思いこみに引きずられがちで、その姿が愛情なのか虐待なのか、わからなくなってしまうことさえあります。

どうぞ本人の意思を尊重してください。それがいちばんの親孝行なのです。

Q37 認知症の人がひとりで在宅を続ける上でネックとなるのは、徘徊で事故にあったり、転倒・骨折したり、火事でも出されたら……という不安です。対策はあるでしょうか。

A37 質問に挙げられたリスクのなかで、もっとも重要なのは火の始末です。少し統計を調べてみましたら、全国の火災における死者は1738人で、そのうち住宅火災の死者は1022人、その6割以上は65歳以上の高齢者だそうです（消防庁 2010年）。認知症の高齢者の場合は、火災を出すことが即、死につながりかねず、周りの人にも取り返しのつかない迷惑を掛けます。

65歳以上のひとり暮らし世帯には火災報知機・通報機の貸与や電磁調理器の給付などを行っている市区町村も多いようですが、私が患者さんや家族にすすめるのは、家をオール電化にすることです。火災を完全に防ぐことはできないにせよ、火元として常に上位にランクされるコンロや暖房器具からの出火リスクは最小限に抑えられるからです。

つぎに徘徊ですが、徘徊することで交通事故にあう確率は確かに高くなるでしょう。家に鍵をつけて本人を閉じこめない限り、予防は難しいと思います。地域社会での見守る態勢づくりなど、社会全体の対策が必要です。「閉じこめるのはしのびない」「ある程度の徘徊は仕方ない」と考えるならば、事故対策というより、その時（事故にあってしまった時）はあきらめましょう、と家族に話しています。認知症による徘徊の場合、あらゆる交通ルールの無視、車道と歩道の混乱、不意の飛び出しなどはあってあたり前です。急に飛び出してきた認知症の方との交通事故は、運転手さんにとってはありうる事態です。

転倒・骨折対策では、家をバリアフリーにするなどの手だてはありますが、リフォームしない方が本人にとっては動きやすい場合もあります（A36参照）。不運にも転倒・骨折した場合、手術が必要となればそのための入院が必要になりますが、手術の必要がなければ在宅のまま、療養を続けられます。転倒・骨折については、ある程度は「仕方がないと思う」ことも大事だと思います。

1991年から高血圧症で小笠原内科に通院し、05年5月から認知症も併発したために訪問診療を開始したナツさん（A35参照）もそうでした。認知症が認められ始めた当初から頻繁に徘徊が見られましたが、幸いなことに事故にあうこともなく、かねてからの本人の希望で在宅での暮らしを続けました。

09年に上野さんが私の訪問診療に同行された際は、仏壇の前で一緒に記念写真を撮るほど元気でしたが、11年に入った頃からだったでしょうか、長年かかわってきた私や看護師のこともあまりわからない状態になりました。同年10月には隣に住む女性から訪問看護ステーションに「音がしたので見に行ったら、ナツさんの額にこぶができて、血が出ていたので拭いておきました」との連絡をもらいました。その時は「骨折しなくてよかったね」と本人ともども喜び合いました。

その後も訪問介護を1日3回利用し、その他の時間帯は隣家の女性が鍵を預かり、なにかにつけて顔を出してはあれこれと面倒を見てくれるなど、いつの間にか隣近所全体で「ナツさんを自宅で最期まで看よう」という覚悟のようなものが共有されるようになりました。胃ろうや中心静脈栄養などの延命治療は施さず、「この家で自然に旅立ちたい」という本人の意思を支えようという考えでした。

ところで彼女はなぜ、そこまで「自宅で旅立つ」ことにこだわったのでしょう。常々、彼女は周囲の人にこう話していたそうです。「結婚して1年3カ月しか一緒に暮らせなかった画家の夫（出征先で戦死）が建ててくれたこの家から、わしゃぜったいに離れたくない」と。私にも、彼女の笑顔とともに忘れられないシーンがあります。訪問診療を終えて、彼女の家を辞する際、「じゃ、また来るね」と挨拶をすると、決まって「また（股）だけでは困る。全身で来てちょうだい。だってあたしは後家だから」と言ってニッと笑うのです。その屈託のない笑顔に、私も毎度のことながら口元がほころび、癒される思いがしたものです。夫亡きあと、約60年間も貞操を守り続けた――それがナツさんの誇りでした。

12年2月、かねてより「叔母（ナツさん）にはグループホームに入ってほしい」と言っていた離れて暮らす甥も、カンファレンスに参加するうちに、叔母の「最期まで家で」の希望を受け入れ、「60万円の貯金もあるし、いざとなればこの家の40坪の土地を売ってもいいから、この家で見送ろう」と覚悟を決めてくれました。

その後もナツさんは近所の人の協力を得ながら、基本的には介護保険のサービス限度額より月1万円を少し上回る程度の自己負担で訪問介護を利用し、普段より手厚い見守りが必要な時だけ時給2000円くらいの自費ヘルパー（夜間付き添い家政婦）を数時間だけ利用。それで、暮らしも医療も充分支えられていました。

2月20日、「深夜、叔母が土間に倒れて死亡していたらかわいそう」との甥の希望で夜間セデーションを開始。夜間は「眠れる森の美女」状態で過ごしてもらい、昼間はそれまでと同様、普通の暮らしを続けました。

3月14日、血圧が低下して寝ているようになり、16日午後、私が訪問すると、ナツさんは夫の遺影のある仏壇の方に顔を向け、仏様のように穏やかな顔で微笑まれ、翌17日早朝、静かに旅立たれました。

14日から亡くなるまでの3日間は、介護保険制度枠で夜間3時間ごとに30分の訪問介護を5回依頼し、昼間は同60分単位を3回、つまり訪問介護は1日8回5時間半を使いました。

最期は、長年慣れ親しんだなじみのヘルパーがいる時間帯に、夫の遺影の前で、という奇跡のようなタイミングで旅立たれました。このあたりも病院死と在宅死との大きな違いでしょう。ひとり暮らしの人が最期を自宅で迎えられた時は、なぜかみな「この日、この人がいる時をおいて、(死に時は)なかった」と誰もが納得する瞬間を選んで亡くなられるのです。なぜなのか私にもわかりません。自然が定めた「その人にもっともふさわしい(温かな、穏やかな)」死に時を、現代医療が奪ってはならないということの証左ではないでしょうか。

ナツさんの事例に即して認知症の人が危険なことに遭遇する話に戻れば、彼女の在宅死の希望がかくも幸せな形で達成できたのは、ある程度のリスクは「仕方がない」という考え方を、甥をはじめ彼女にかかわった全員で共有できたことに尽きると思います。

ナツさん自身も、認知症といえども自分の体や意思が、周囲の人に大切にされていることを感じていたのでしょう。活発に徘徊していた頃も不思議と決定的に危険な目にはあいませんでした。迷子になってもいろいろな人に助けられ、毎回機嫌よく家に戻ってきました。

誤解が生じないようにつけ加えますが、「仕方がない」とは最初からあきらめて手だてを講じない、ということではありません。認知症の人が在宅生活を続けようとすれば、施設や病院にはないリスクは当然高まります。その対策は充分に講じた上で、それを超えて起きてしまうことについてはリスクを引き受ける覚悟も必要ということです。それでも家にいたい人にとっては、入院に伴うさまざまなストレス＝リスク以上にはならないでしょう。

Q38　認知症のひとががんや慢性疾患になったら、どうすればよいでしょう。がん患者や慢性疾患の患者さんに認知症があると、病院でも受け入れてもらえないと聞きましたが。

A38　病院は救急救命や高度医療が目的ですから、がんや慢性疾患の方ものんびり療養というわけにはいきませんが、だからといって、認知症の方が入院できないなどということはありません。ただし、認知症の人は環境の変化に敏感なため、慣れない入院で不穏になりやすく、それが病院側に「他の患者に迷惑をかける」「適切な医療が施せない」と受け取られて退院を迫られる場合もあると聞きます。

しかし、繰り返しますが、たとえ認知症でなくとも、ほとんどの病気は訪問診療など適切なサービスさえ利用できれば在宅療養が可能なのです。まして、認知症の人なら、ぜひ住み慣れた住まいで療養してほしいものです。たとえ医療依存度の高い認知症の人であってもケアマネジメントを上手にすれば、ほとんどの人が家にいられます。

2000年、66歳のタケシさんは喉頭がんの手術後、気管切開を受けました。08年頃から認知症となりましたが、その後3年ほどはそれまでどおりの暮らしを続け、約3㎞離れた競輪場まで自転車で駆けつけては、「今日は900円勝った！」などとうれしそうに妻に話していたそうです。ところがその後、症状が悪化し、11年7月には主治医の判断で鼻腔栄養を始めることになってしまいました。

鼻から胃まで管を入れられたことで身体的苦痛が大きく、認知症状も悪化。管を抜こうとして暴れるからと、否応もなく療養病棟へ転院させられました。そこは6人部屋の患者全員が両手をクロスに拘束されているような病棟で、家族は「こんなところで死なせたくない!!」とすぐに退院を決意。ケアマネジャーの紹介で当院を訪ねてきた息子が

「往診してください」と涙ながらに訴えられたことから、在宅緩和ケアを始めることになりました。

自宅に戻ったタケシさんは、段階を踏んで少しずつ回復していきました。鼻腔栄養を中止して500mlの点滴にしたことで、気持ちが落ち着き、目に少しずつ明るい光が戻ってきました。自宅に戻った安心感がタケシさんの「生きる力」をあと押ししたのでしょう、再び口から食べ、ベッドから起き上がり、歩けるようになりました。訪問看護師は、近所を徘徊できるまでに回復したタケシさんに付き添う一方、療養病棟への転院などで傷ついた妻の心のケアにも力を入れ、良好なケア関係を結んでいきました。

12年4月、タケシさんはデイサービスに通えるまでに回復。たんの吸引を週1回するだけで元気に暮らしていました。ただし、ここにいたるまでの経緯から医師に対しては強いアレルギーがあるのでしょう、訪問チームのなかで医師に対してだけは心を開いてくれませんでした。聴診しようとすると暴れるので遠くから視診するのみです。しかし、その分も補ってあまりあるほど、担当看護師やケアチームの何人かには信頼を寄せ、笑顔で接してくれますので、トータルヘルスプランナーのケアシステム全体で見れば、とくに困難なケースではありません。

その後、6月に脳卒中を起こして半身麻痺となってしまいましたが、虚弱な妻と会社員の息子は「二度と入院させたくない」と在宅での暮らしを続け、12月、たまたま会社を休んだ息子と妻がいた午後3時、水をひと口飲み、安らかに旅立たれました。

Q39 認知症で家にいられるのはぎりぎりいつまででしょうか。

A39 医師、看護師、ヘルパーなどによって、医療、看護、介護の3点セットを支えられればおおむね最期まで家にいられるでしょう。ぎりぎりいつまでというより、同居家族が「入院しろ」と言い出さない限り、家にいられます。

ひとり暮らしの人は認知症であっても周囲の適切な支援を受けながら心豊かな老後を過ごし、穏やかに旅立たれることが多いことは、これまで紹介してきたとおりです。離れて暮らす家族がいる場合は、「医師、看護師、ケアマネジャー、ヘルパーを中心に暮らし全般を支えますし、その他必要に応じて多くの人たちがチームで支えるので安心してください」と説明し、「ご本人（親）の願いをかなえるために最善を尽くし、万一、リスクが現実のものとなった時はあきらめましょう。それも含めて、ご本人（親）の願いです」と納得してもらい、当院独自の承諾書にサインをしてもらうことにしています。

認知症でがんを患った独居の患者さんのケースを、お金に余裕のない人とお金のある人の場合に分けてご紹介しましょう。

まず、お金に余裕のなかった67歳のアッコさんです。生活保護を受けていたアッコさんには軽度の認知症があり、09年春、肺がんと脳転移が見つかりました。15歳で九州から集団就職で岐阜へやってきて以来、結婚もせず、子どももうけなかったといいます。岐阜に親族がいないため、同郷の友人に助けられて通院していましたが、秋になって在宅診療の経験豊富な地域の訪問医が往診するようになりました。

ある時、その訪問医が「独居の認知症がん患者（＝アッコさん）を診ているけど、本人は咳が出て苦しそうだし、病気以来ずっと面倒を見てきた長年の友人も疲れたらしく『入院させようかな』と言っています。独居で、お金にも余裕のない人は、やはり難しいものですね」と私につぶやきました。そのつぶやきを聞いて、なにもしないわけにはいきません。さっそくアッコさんの自宅で関係者を集めてカンファレンスを開きました。

集まったのは、くだんの訪問医、私とトータルヘルスプランナー（ＴＨＰ）、小笠原訪問看護ステーションの訪問看護師、アッコさんの近所の訪問看護ステーションの看護師、ケアマネジャー、アッコさんの友人です。全員で今後のケア方針などを話し合い、家で看ていく方針を立てたところ、そのことがアッコさんにもわかったのでしょう、ホッと安心したような笑顔を見せてくれました。

本人が楽に暮らせるよう、呼吸苦に効果があるモルヒネを中心とした医療を施し、ヘルパーが毎日3回、訪問看護師が1～2回訪問して昼間のケアをしっかりしました。夜ひとりでいることが不安そうだったので、夜は「眠れる森の美女」として過ごせるように、友人が睡眠薬の座薬を午後10時と深夜2時の2回、挿肛していました。ここまでの協力をイヤな顔ひとつせずにしてくれた友人を持てたことは、アツコさんの人生における最大の幸運だったかもしれません。アツコさんは夜は熟睡し、昼は笑顔を見せながら自宅で過ごし、最期は大好きな美空ひばりの歌を聞きながら旅立っていきました。

尿道留置カテーテル、夜間セデーション、親しい友人の協力のおかげで、看取りまでの全プロセスを公的保険だけでまかなえました。

ちなみに、このケースのように患者が住む地域の医師・看護師・ケアマネジャー・薬剤師等のチーム全体を、私とTHPがスーパーバイザーとして支えることを「教育的在宅緩和ケア」といいます。この事例では、くだんの訪問医は自分自身にとって2例めとなる教育的在宅緩和ケアをしっかり経験できたことで、このあと自信をもって、自ら別の医師に、教育的在宅緩和ケアを実践しています。

さて、お金に余裕のある人のケースもご紹介しておきましょう。1987年頃から高血圧症で当院に通院していた68歳のヨシコさんは、03年頃より認知症を発症し、07年には総胆管がんが見つかりました。総胆管にチューブを留置して胆汁の流れをよくするために入院していましたが、本人に「家に帰りたい」という強い希望があったため、08年7月に退院。離れて暮らすひとり娘が本人にがん告知をしなかったこともあり、ヨシコさんは病気が悪くなることに不安を覚えたり、家のなかで転倒したことなどが重なって、8月から泊まりこみの家政婦が19日間入りました。

9月にたまたま訪問看護師が訪問した際に急変し、すぐに呼ばれた娘と看護師とで看取りをしました。泊まりこみの家政婦は1日1万5000円ですから、19日間で28万5000円の費用がかかりましたが、キャリアウーマンの娘にとっては大きな負担ではなかったようで「(家で死にたいという) 母の希望をかなえてあげられて、よかった……」と喜んでいたのが印象的でした。

※文庫版への追記

2018年、岐阜市では泊まりこみの家政婦は1日1万8000円くらいです。

第5章　延命装置をつけたまま家にいられますか

医療技術が発達してさまざまな補助具や延命装置をつければ、生きのびることも可能になりました。胃ろうやCVポート（中心静脈栄養のための皮膚にうめこむ医療機器）、酸素吸入装置や呼吸器など、かつては病院にしかなかった装置もコンパクトになって自宅でも使えるようになりました。それでも栄養剤の装着や、点滴の入れ替え、たんの吸引など、どうしても人手に依存しなければならないことがたくさんあります。自宅で献身的に世話してくれる家族のいないおひとりさまには、そもそもこういう延命装置をつけてまで生きのびるかどうか、決断がにぶります。家族がいるかいないか、そしてその家族が世話してくれるかどうかは、障害を持ったおひとりさまには死活問題なのです。

そもそも緊急時に胃ろうや呼吸器を選ぶか選ばないか、どうやって判断すればよいのでしょう？　誰が決定するのでしょうか。緊急時にわたしの意思を医療関係者に伝えるにはどうすればよいのでしょう？

身体の自由を奪う難病に、パーキンソン病やALS（筋萎縮性側索硬化症）があります。どちらも進行性です。ALSには最後に、TLS（Totally Locked-in State）という、完全に動かない身体に閉じこめられる状態が待っています。そして呼吸筋にまで麻痺が及んだら、呼吸困難で絶命します。それでも人工呼吸器をつけて生きのびることができます。そうなったら気管切開をして声を失い、人工呼吸器につながれて、一生生きなければなりません。やがて来ることが確実にわかっている将来の選択に、患者は悩み抜くと聞きました。また決められないままに、呼吸困難に陥って、どたんばで自分の意思とは無関係に人工呼吸器をつけられてしまうこともあるとか。

ALSの患者さんで人工呼吸器をつけることを選んだ人には男女差があることがわかっています。家で自分をお世話してくれる家族がいること、その家族がいやがらずに負担を背負ってくれること……それに信頼が持てなければ、呼吸器をつける決断はできません。それが望めない女性は、ましてやおひとりさまには、そもそもそんな選択肢すらありそうに思えません。

ALSの患者さんを調査した社会学者の立岩《たていわ》真也さんは、こう言っています。

目が悪くなったらめがねをかけることをためらう人はいない。呼吸が困難になった時にそれをラクにしてくれる補助具があることがわかっている時に、どうしてそれを使うことにためらう必要があるだろうか、と。

なるほど、と感心しました。

そう思っていたら橋本操《みさお》さんという女性が、呼吸器をつけて在宅でひとり暮らしをしていることを知りました。もちろんたくさんのボランティアやヘルパーに支えられています。文字盤を使って、コミュニケーションも自在です。このひとは日本ALS協会の元会長さん。ベッドの上から会のマネジメントもしておられました。

そうか、できるんだ！

こんな実例があれば勇気が出てきます。

でもこれは橋本さんのような特別な人だけの例外なんでしょうか。どんな条件があれば、どんな重い障害があっても、在宅でさまざまな延命装置や補助具を用いながら、おひとりさまで暮らせるでしょうか？

Q40　食べられなくなったら胃ろうやCVポート（中心静脈栄養のための皮膚にうめこむ医療機器）を選ぶか選ばないか、どう判断すればよいのでしょう？　誰が決定するのでしょうか。緊急時にわたしの意思を家族に伝えるにはどうすればよいのでしょう？

A40　自己決定できる人とそうでない人とを分けて考える必要があります。まず自己決定できる人の場合です。本人に意識障害がなければ、議論の余地なく本人の決定に沿うのが原則です。

サトシさんは「長生きしたいから（胃ろうを）つくりたい」という本人自身の明確な要望で胃ろうを造設しました。ちなみに彼は、やはり自分の意思で夜間セデーションを望み、最期は苦しむことなく旅立たれた人でした（A12参照）。彼の場合は、胃ろうをつくったおかげでおよそ1年間は元気でいられたため、本人も造設した医師も満足していました。

脳出血によって左片麻痺と嚥下《えんげ》障害のあった76歳のミキオさんは、彼自身の選択とは言いにくい状態だったとはいえ、入院中につくった胃ろうで生き延び、退院後は献身的な妻の介護で機嫌よく暮らすうちに、再び口から食べられるまでに回復して、胃ろうを中止しました。

彼らのように自分の意思で胃ろうを選ぶか、一時的に胃ろうを造設して体力を保持した後、胃ろうを外すために嚥下リハビリなどの努力ができる人には、胃ろうはよい選択肢でしょう。

ＣＶポートも、食べられなくなった人に必要な栄養を補給する方法です。適応は、しばらくは点滴治療などが必要だが静脈に点滴の針が入りにくい人や、栄養を充分に補充したい人などです。

胃ろうは管が胃から腹壁の外につながっているため、造設した人は一見してそれとわかるのに対し、CVポートは点滴をしていない時は普通の人とまったく変わらない様子なので、その理由で本人や家族に選ばれることもあるようです。ただし、敗血症など感染症には注意が必要になります。

人工呼吸器は、たとえば重症肺炎などで呼吸不全になった場合に装着し、酸素をしっかり全身にめぐらせる装置です。肺炎が治れば容易に外すことも可能です。実際、これまでも重症肺炎の人に一時的に装着して治療をした結果、歩いて退院するまでに回復された人もいます。

問題は、認知症末期の人など自己決定できない場合です。その状態にいたるまでに、本人が延命治療についての意思を家族などに伝えてあれば、それに従うのが一般的です。元気なうちに、ぜひ自分の方からパートナーや子どもたち、信頼する友人などに延命治療についての自分の考えや希望を伝えておいてほしいと思います。緊急時になってからでは遅すぎます。事前指示書やエンディングノートなど文書に記されたものがあればベストなのですが、そういうものがない場合は、家族もしくは成年後見人に選択を委ねることになります。

そうなった時にぜひ指摘しておきたいことがあります。延命治療は拒否するという意思を家族に伝えてあったとしても、いざその場で医師から「延命治療はどうしますか？しなければ死にますよ」というニュアンスを含んで迫られると、家族は「しません」とはなかなか口にできないことです。予断を許さない空気といいますか、現場の緊迫感に気圧《けお》され、「延命治療はNO」との思いが漠然と頭にあったのに、断れなかった、医師のすすめ（延命治療をする）に従ってしまった、という声をしばしば耳にします。

多くの場合は、選択を迫る医師の「表現」に問題があります。「選んでください」と言いながら、NOと答えることに罪責感や葛藤を負わせるようなニュアンスになりがちだからです。しかも、現場で力を持っているのは医師であり、患者の家族は動転のあまり判断停止状態です。ちまたの「老い支度」本には、「（延命治療を望まない場合は）勇気をもってNOと言おう」などと書かれていますが、現実はそんなに簡単にはいきません。

私の提案は、YESかNOかを答える前に、いざという時はどうしたいかを話し合っていた、かかりつけ医か訪問看護師、ケアマネジャーなどに電話をかけて自分の選択を肯定してもらい、はっきりとNOが言えるように再確認し、背中を押してもらうことです。看取りや延命治療についての本人の意思を友人や知人と共有してもらっていたなら、その人と話すこともすすめます。とにかく、その場にいない第三者に、ほんの少し背中を押してもらいましょう。
延命治療は、器具を装着したその時よりも、装着したまま生きる本人の暮らしを将来までイメージしてみることが決定的に大切です。認知症やがんの末期の患者に装着することが、はたして本人の幸福につながるのか。本人に我慢や苦しみを強いてまで「生きてもらう」選択を第三者が下すことが許されるのか。ひとりひとりが自分のこととして考え、国民全体の議論に高めていくことが求められています。

Q41　胃ろうやCVポート（中心静脈栄養のための皮膚にうめこむ医療機器）をつけてもひとりで家にいられますか。

A41　訪問看護師が管理をしてくれますので、ひとりでも家にいられます。
まず胃ろうの場合、訪問看護師が基本的に1日2〜3回入れば、ひとり暮らしでもなんの問題もなく、最後まで自宅で暮らすことができます。2012年4月からは研修を受けたヘルパーや家政婦も胃ろうの管理ができるようになりました。その場合は、患者さんの病態など、必要なことはそれぞれの主治医や訪問看護師から教えてもらえば問題ないと思います。

そもそも研修を受けていない家族でも、胃ろうによる経管栄養の管理はできるわけで、実際、多くの都道府県ではその現実に沿った対応をしているようです。逆にいえば、そうしなければ退院して家に帰りたい人の希望をかなえることが難しくなります。

CVポートの場合は、訪問看護師による原則1日1回の訪問で充分管理ができます。慣れれば、自分ひとりでも可能です。

Q42　呼吸器が必要になった場合、そのあとの負担を考えると判断が鈍ります。世話してくれる家族がいなくても本当に呼吸器をつけたままひとりで家にいられますか。

A42　呼吸器と一言でいっても、気管切開をしない人工呼吸器（NIPPV）と、気管切開している人工呼吸器とでは、介護負担や在宅の支え方の難易度がまったく異なります。前者は肺気腫などの慢性閉塞性肺疾患の人、後者はALS（筋萎縮性側索硬化症）の人などがおもな適応です。それぞれの状況を順に説明しましょう。

肺気腫、狭心症、呼吸不全、心不全などの疾患を抱えてNIPPVを装着したアキフミさんは生活保護を受けながらひとり暮らしをしていました。

72歳の時に在宅医療を受け始め、訪問看護ステーションと24時間つながりながら訪問看護師が週1回、ヘルパーが毎日2回訪問することで、なんとか暮らしを維持してきましたが、2007年3月末に気管支炎を起こし、呼吸不全、心不全が増悪。埼玉県在住の次男に「本人は入院したくないと言っているが、今回は助からないかもしれない」と連絡したところ「本人の希望どおりにしてくれ」との返事が返ってきました。

5月、呼吸停止したアキフミさんに驚いたヘルパーが救急車を呼んでしまったため搬送先の病院で挿管され、本人がかねがね嫌がっていた気管切開を前提にした人工呼吸器をつけられ、5日後に亡くなりました。

ケアマネジャーからヘルパーにまで、ケアにかかわるメンバー全員が情報を共有する必要性を痛感させられると同時に、多職種連携・協働のキーパーソンとしてトータルヘルスプランナーの必要性をあらためて教えられたケースでした。NIPPVは吸引をほとんどしなくてよいので、ひとり暮らしでも最後まで自宅で生活することができます。

一方、後者の場合は2～3時間に1回程度の頻度で定期的なたんの吸引が必要になるので、本人はもちろん、介護者にとっても楽ではありません。それでも、吸引をしてくれる同居家族がいる人は、これまで家族と訪問看護師とでそれを担ってきました。たんの吸引は看護師と家族にしか許されていなかったからです。つまり、人工呼吸器をつけたまま在宅療養が続けられたのは、介護してくれる同居家族がいる人か、24時間態勢で看護師を雇うだけの資金があるごくひと握りのリッチな「おひとりさま」でしかなかったのです。

それが２０１２年４月の法律改正で大きく変わりました。胃ろうの管理と同様、一定の研修を受けたヘルパーや家政婦にもたんの吸引が許されるようになったからです（A28、41参照）。「万一のことを考えて24時間ずっと誰かがベッドサイドにいるべき」と考えるとたいへんですが、そうでなければ、ひとり暮らしの人も比較的楽に支えることができるようになりました。

北欧など福祉先進国では24時間介助の費用も公的負担でまかなわれます。そのためには日本人も高負担を覚悟しなければなりませんね。

最後に人工呼吸器の装着自体、つまり延命治療そのものを望まない人が増えている現実にも触れておきましょう。厚労省の調査によると、一般の人で延命治療を望まない人は03年に21%、08年には37%に上昇。２００８年の調査を詳しく見ると、医師の52%、看護師の54%は延命治療を望んでいないという興味深い結果が出ています。医療者に「望まない」人が多いのは、終末期にもかかわらず延命治療を受けた患者が凄絶な最期を迎える姿や、本人にそのような経験をさせた罪業の深さに家族が打ちひしがれている姿を見てきたからではないでしょうか。そのプロセスを目の当たりにした医師や看護師が、自分が当事者なら拒否する延命治療を患者には実施している現実は皮肉としか言いようがありません。

誤解のないように言い添えますが、ALSの人で、本人自身がきちんとインフォームドコンセントのための説明を受け、納得した上で延命治療を選ばれる場合はよいのです。あくまで問題は、本人以外の人の判断で延命治療が選ばれてしまうことです。

終末期医療にかんしては、日本尊厳死協会、尊厳死法制化を考える議員連盟、日本老年医学会などで議論が活発になってきており、厚労省も「患者の意見やQOL（生活の質）に沿わない場合、胃ろうなどの人工栄養法を実施しなかったりその中止や減量の選択肢を患者や家族に示すことができる」との試案を提示しました。この問題が一日も早く国民レベルの議論に広がることを在宅医療の現場から切に望んでいます。

第6章　看取りは家族の役割ですか

現在のおひとりさまの多くは結婚・出産したことのある経歴の持ち主。たとえ単身世帯でも、離れて暮らす家族（子どもたち）がいます。それでなくても子だくさんだった時代に生まれたひとたちには、きょうだいや甥姪、その配偶者など、関係者が多く、その「外野席」がなにかと口うるさいものです。

6章の問題は、家族のいるおひとりさまの、離れて住んでいる家族とのつきあい方です。

家族がいることが、おひとりさまの選択をややこしくすることがあります。お年寄りが在宅を望んでも、離れて暮らす家族が「不安だから」と病院や施設に入ることを強くすすめるからです。家族の意向にさからって、万が一の時に助けてもらえないのも困るし、こういう時、家族にはどうやって納得してもらえばよいのでしょう?

おひとりさまの研究をしてみると、家族（子ども）がいなくてよかった、と胸をなでおろすことがしばしば。というのも、日本では家族が高齢者の意思決定を代行することが多いからです。親の危篤に駆けつけた子どもが119番したばっかりに、病院の集中治療室へかつぎこまれて、何本もの管につながれスパゲティ症候群になりかねません。おひとりさまには子どもに頼る安心がないかわり、自分の意思に反する決定をされる心配もありません。離れて暮らす家族のいるおひとりさまは、自分が願う死に方をするために、家族とどんな関係を築いておけばいいですか？

同じことを家族の側から見てみましょう。遠くに離れた親が、おひとりさまでも周囲に支えられて暮らしていることに、子どもの側が安心できたら、無理に同居を申し出たり、施設入所をすすめなくてもすみます。離れて暮らす家族がそのために心がけておくべきことはなんでしょうか。また遠くから見守りをするための方法がありますか。親の意向を尊重するために、子どもが心がけておくべきことはなんでしょう。

「最期の看取りは家族の手で」ということにこだわる人は多いものです。おひとりさまの高齢者でも、最期は家族に見守られて息を引き取りたいと願っているものでしょうか。家族の側でも、臨終の場に立ち会いたいと願うものでしょうか。

医療や介護のプロのなかにも、死の瞬間に家族が立ち会うべきだという信念を抱いている人は少なくありません。この信念は正しいでしょうか。同居家族がいても、誰も気がつかないうちに息を引き取っている場合もあります。まして離れて暮らしていれば、死の瞬間に立ち会うことは至難のわざでしょう。おひとりさまのわたしには、立ち会ってくれる家族はいません。そういう思いこみはどうして崩れないのだろう、と思うのは、おひとりさまのわたしの負け惜しみでしょうか。

Q43 「看取りは家族の手で」ということにこだわる人は多いものです。ひとり暮らしのお年寄りでも最期は家族に見守られて息を引き取りたいと願っているものでしょうか。

A43 「看取りは家族の手で」は3つの立場から強固な信念になっています。当事者である患者、家族、そして医療や福祉などケアする立場の人たちです。ただし、患者のなかでも独居のお年寄りの場合は、晩年にいたる前からひとりで暮らしてきた人が多いため、当事者に限っていえば「看取りは家族に」と固執される人は世間で想像されるほど多くないように思います。願いといえば、「望みどおり最期まで家にいること」に尽きるようです。

と、まぁ、そうは言っても、この世と別れるその瞬間、家族が無理なく寄り添える状況なら、それにこしたことはないでしょう。もちろん、ままならないことも現実には多いものです。

そんなことより親子の別れの幸不幸を決めるのは、そこにいたるまでの関係の持ち方ではないでしょうか。家族や友人など、大切な人とは生きている間に心残りのない関係を重ね、別れのための時間を持つことです。いよいよ死が避けられない段階にいたったら、皆に集まってもらい、お別れの会をするなり、最後のことばを交わし合うなどしておくことです。在宅ホスピス緩和ケアでは、尿が出なくなったらあと3日から1週間の命だということが多いので、私たちはそうなった時点で家族に連絡をしています。

高齢の妻に「死ぬ前に一度会いたい」一心で退院を決めたのは、75歳でひとり暮らしのタカヒコさんでした。

末期の肺がんで肝臓にも転移が見つかったタカヒコさんは、2010年8月、呼吸苦がひどく歩けない状態で退院してきました。県外で暮らす家族によれば、かねてから「家で暮らしたい」との思いを抱いていたといいますが、なによりも彼に退院の決心をさせたのは、施設で暮らす妻にひと目会いたい、との願いだったそうです。

退院後は見違えるほど元気になり、一時は世話になった国会議員の選挙の投票に駆けつけるほどでしたが、肺がん末期であったため、再び自宅で寝たきりの状態に。そんなある日、施設で暮らしている妻が夫に会うために自宅に帰ってくるや、タカヒコさんは妻に向かって「お前に会うために家に帰ってきた！」とつぶやき、妻の前でお酒をひと口飲み、スーッと旅立たれました。まさに小説のワンシーンのようだったそうです。その場にいた息子の妻が、思わず涙ぐみました、と話してくれたほどです。きっと仲の良い夫婦だったのでしょう。

妻にひと目会うために退院を決心したタカヒコさんが、「妻に見守られて息を引き取りたい」とまで願っていたのかどうかは、私にはわかりません。いずれにせよ、タカヒコさんにとっても、夫から最後にこんなことばをもらった妻にとっても、幸せな別れだったと思います。

Q44　**「看取りは家族の手で」と願う家族も多いものです。臨終に立ち会えなかったことを嘆いたり悔やんだりする家族もいます。「最期はご家族と」をかなえるため、本人に無理やり延命処置をほどこす場合もあると聞きます。こういう家族のこだわりにどう対応したらよいでしょうか。**

A44　家族の到着まで命をもたせるだけの延命策が、本人に苦しみを与えるだけの結果につながることは少なくありません。勤務医時代に出会い、今から思うと私が在宅医療に舵を切るきっかけのひとつになったケースをご紹介しましょう。

胃がん末期で入院中だった80代のトメさんが呼吸停止状態にいたった時、私は当時の病院の常識に従い、看護師とともに「生きている最後の姿をご家族に」との一心で、アンビューバッグで人工呼吸を施し続けていました。アンビューバッグとは、患者さんの口と鼻からマスクを使って他動的に喚気を行う手動式人工呼吸器のことです。しかし、1時間経っても2時間経っても家族の姿は見えません。私を含めた全員が疲れきり、人工呼吸器に切り替えた直後、ようやく到着した家族が息を弾ませて「すみません、遅くなりました。母は何時に亡くなりました？」と尋ねられました。

「本当は3時間前に亡くなられたけど、あんたたちが来るまで生かしておかなあかんて話で、人工呼吸していたんだよ。2時間以上、ぶっ続けにやったけど、疲れたから人工呼吸器入れちゃった」と言ったら、家族は「そうでしたか。そりゃ、すみませんでしたね」と礼を言われました。

人工呼吸器をつけられたトメさんはそれから1週間経っても亡くなられませんでした。トメさんにすれば、人工呼吸器など中止してほしかったと思います。意識は戻らないままでしたが苦しかったのでしょう、両手で人工呼吸器を外そうとするのでやむを得ず両手を縛ることになってしまいました。

ＣＶポート（中心静脈栄養のための皮膚にうめこむ医療機器）の点滴もスタートしていましたが、人工呼吸と点滴を始めてしまったらその処置を中止することはできません。高齢の上、がんの末期ですでにやせ衰えていたトメさんの顔色は土気色で、生きながらミイラのような姿になっていきました。そのあまりの姿に、家族は「つらくて見ていられない」などと言い出される始末。結局、家族は枕元から離れて仕事に出かけ、それから3週間くらい後に、トメさんは家族のいない時間に、病室で亡くなりました。「最期はご家族と」という病院側の信念（常識）のために、彼女は過酷な延命処置を施され、結果的には家族のいない時に亡くなっていかれました。なんて皮肉な結果だろうと思います。

この出来事は私の胸に「医師の仕事が、患者に苦しみを与えることになっていいのか」という疑問や葛藤とともに「なにごとによらず、ひとつのことに固執すると、ものごとは思いとは逆の方向へ行ってしまう」という気づきを残しました。その思いが家族より、常識より、本人の希望と利益を迷わず優先させる、という現在の立場へとつながってきたのだと思います。

もちろん、この考え方については評価が分かれているのは事実で、私の患者さんとその家族にも「看取りは家族の手で」とこだわる人も少なからずいます。カツヨさんもそのひとりでした。

カツヨさんは夫が亡くなる瞬間に立ち会えず、「死に水をとれなかった」ことが心残りで、怒りと悔しさが募り、血圧が平常時の値より50㎜Hg近く跳ね上がってしまいました。夫は彼自身の希望どおり、在宅で安らかに亡くなったのに、です。私は彼女自身のために一度きちんと話をしておく必要があると感じ、腹を据えて向き合いました。

「隣で新聞を読んでいた息子さえ気づかなかったほど、おじいちゃんが安らかに逝ったことを、後悔しとるんだね？」と確かめると「そうだ」と憮然とした表情です。

「おじいちゃんが安らかに逝ったからこそ、あんたは死に水をとれなかった。おじいちゃんが苦しめば息子は気づいたはずで、そうなれば一応、死に水はとれただろうけど、そっちの方がよかったの？　真剣に考えて答えてほしい。あんたの一言によって、小笠原内科の理念を変えなきゃならんようになるかもしれんから」と続けました。

カツヨさんはしばらく黙って考えこみ、やがて「そりゃね、先生。大事なおじいちゃんの苦しむ顔は見たくないわね」としみじみした口調です。ならば、と私は続けました。

「今日、家に帰ったら息子に謝りなさい。あんたの血圧も上がっているけど、毎日あんたに責められている高血圧症の息子だって相当血圧が上がっているはず。息子が倒れたら、それこそ後悔するよ」と。

2週間後、彼女は晴れやかな表情で来院しました。なんと血圧は135㎜Hgまで下がっているではありませんか。夫が亡くなった直後、憤りと無念さのあまり185㎜Hgまで上昇した血圧が、あのやりとりを境に一気に50も下がったのです。薬を使ったわけではありません。「本人にとって幸せな死のあり方」に気づいてもらうだけで、血圧まで下がったのです。

この話にはまだ続きがあります。このエピソードを講演会などで話すと、いちばんウケるのは嫁の立場の方々です。「……てことは、お父さん（お母さん）が亡くなりそうだからといって、私は傍らにず〜っと控えていなくてもいいんですか？　買い物や美容院に出かけてもいいんですか？」と驚いたように尋ねられるので、私は間髪を入れず「いいに決まっとるがね」と応じます。そして「本人が痛みも苦しみも感じずに、機嫌よくひとりでおれるんだったら、そのまま亡くなったとしても、それは赤飯もの。寝る時だって、別々の部屋で寝なさい。家族が熟睡することが、患者さんの笑顔にもつながるのだから」と伝えるようにしています。

Q45　自分が願う死に方をするために、家族とどんな関係を築いておけばいいですか。

A45　家族といい関係をつくっておくか、あるいは家族がほったらかしにしておいてくれる関係をつくっておく。どちらかだと思います。中途半端がいちばんいけません。どちら側にも覚悟ができていない、ということですから。

いい関係であれば、元気な頃から自分の理想の生き方・死に方について話し合い、自分の意思が最後まできちんと支えられるよう家族に協力要請しておけます。

では、ほったらかしにしてくれる関係がいいのはなぜ？と思われる人もいるかもしれません。支店長の妻で、絵を描くことが好きだったヒデコさん（70歳）の話をしましょう。

ヒデコさんは夫の死後、末期の胆のうがんとわかり、黄疸が出る状態になってからは24時間対応の訪問看護ステーションとつながって、月1回看護師の訪問を受けながら自宅での療養を続けていました。子どもはなく、兄弟とは音信不通と聞いていました。幸い隣人との関係がよく、買い物などは助けてもらっていたようです。

とてもしっかりした人で、トータルヘルスプランナーの協力で公証役場の人や弁護士に依頼して、財産の処分・遺言書の作成をし、先祖代々世話になっている寺の僧侶に来てもらって葬儀や永代経の手続きなどの身辺整理をすませていました。高熱が出て寝たきりになったのは、すべての準備を終えた3日後のことでした。

家政婦が見つかるまでの3日間、有償ボランティア（謝礼程度の対価を伴うボランティア）のグループにローテーションで夜間泊まりこみをしてもらい、家政婦が見つかってから亡くなるまでの12日間は24時間態勢の見守りを依頼しました。その間、ちょうど学会のためにヨーロッパ出張中だった私は、ミュンヘン、ジュネーブ、ベルリンなどから電話で訪問看護師に薬や点滴などの指示を出す遠隔診療を実施（第9章参照）。

ベルリンにいる時だったでしょうか。看護師と話をしたあと、電話口に代わって出たヒデコさんが「先生、そろそろ旅立ってもいいかしら」と言うので「そうだねぇ。あなたの好きにすればいいよ。でもあなたに絵を1枚買ったよ。3日後日本に帰るよ」と言うと「あと3日待てるかしら……」とつぶやきました。

帰国後、名古屋セントレア空港に降り立ったその足でまっすぐヒデコさんの家に向かった私は、家に着くなりおみやげの絵を取り出し、ベッドに横たわった彼女の傍ら近くに飾りました。その2時間後、ヒデコさんはすべてを終えた満足感と、安らぎに満たされた表情で逝きました。清々しく、凛とした最期でした。その後、寺の住職から連絡を受けて葬儀に駆けつけた彼女の兄弟に、生前の話をさせてもらいました。

いちがいに親子、兄弟、家族といっても、その関係のあり方はまさに十人十色です。本人の生前に連絡の取れないことや、親族には臨終の知らせをしないでほしいというケースもあります。その場合は、ターミナル期の生き方や死に方とともに、「（家族・親族に）知らせたくない」旨の希望を本人に一筆書いておいてもらえば、私たちは本人の意思を尊重したプランを粛々と遂行します。

ヒデコさんの場合は、生前、兄弟などとの関係をよく言っていなかったので彼女は誰に遠慮することなく、自分の生き方を最後まで貫くことができたのだと思います。

一方、中途半端がよくない理由をカナさんのケースから見てみましょう。長年、洋裁の仕事で身を立ててきたカナさんは、56歳で夫に旅立たれたあと、長男夫婦と同居していましたが、87歳頃に認知症の症状が現れ始めたことを機に長男夫婦と関係が悪化。長男夫婦が出ていき、やむなくひとり暮らしとなってからは、近所に住む長女が時々顔を出していたようですが、やがてこの長女との関係も決裂。どうやら長女がカナさんの財産の一部を、勝手に自分のものにしてしまったことが理由だったようです。

その後、カナさんはもうひとりの子である次男夫婦と同居を始めたものの、これまでの子どもたちの「裏切り」やたび重なる諍《いさか》いのせいで、暴力や暴言など認知症の周辺症状がひどくなり、あっという間に次男の妻も疲労困憊《こんぱい》していきました。

96歳を過ぎて要介護4となったカナさんの家をはじめて訪問したところ、重苦しい空気のなか、本人がひとりでベッドに横たわっていました。私と目も合わせず、聴診器を胸にあてるのもイヤがるので診察は控え、代わりに訪問看護ステーションが24時間対応をし、2週間に1回30分、訪問看護師が入ることにしました。

ある日、訪問看護師から「カナさんが舌をかんだ」と緊急連絡が入ったため急きょ駆けつけました。次男が「なぜこんなことしたんだ！」と呼びかけると、カナさんは必死で声を出そうとするのですが、舌の裏側が切れているため声は出ません。そこではじめてカナさんの目を直視した私は、「この歳で、舌をかむなんてすごくつらかったんだね。だけどまた声が出るようにするには手術が必要ですよ。入院して手術をするか、このまま家で痛みを取る点滴をして治るのは自然にまかせるか、どちらがいいの？」と聞きました。息子が、何回も何回もカナさんに「入院するか？」と問うても、カナさんは首をタテにふらず、「このまま、家にいるか？」と聞くとうなずくので、結局「本人の希望どおり、最期まで在宅でいく」と決意した息子に署名捺印をしてもらいました。

その直後、背後で見守っていた次男の妻がカナさんのそばに行き「お母さん、もう喧嘩はやめようよ。昔は優しいお母さんだったじゃないの。認知症になって人格が変わっちゃっただけだよ。このままではつらすぎる。仲良くしようよ」と、涙声で叫びました。嫁の声を耳にしたカナさんは、私たちがはじめて見る安らかな顔で微笑《ほほえ》んでくれました。その日はちょうどカナさんの夫の命日だったそうです。

それからカナさんは心優しい次男夫婦に看取られて、希望どおり家で逝かれましたが、なんともせつない39日間でした。長男夫婦と長女は葬儀に呼ばれませんでした。

歴史に「もし……」はありませんが、カナさんの場合、最初からひとり暮らしを選んでいたら、子どもたちとの関係もここまでこじれることはなかったのではないでしょうか。長年、洋裁の仕事をしてきたキャリアウーマンでしたから、最期までひとりで暮らせるくらいのお金は蓄えていたはずです。

ところがカナさんも3人の子どもも「親に介護が必要になったら、子が同居して看るべき」という考えに縛られたために関係がこじれ、カナさんはその無念さや絶望感のあまり、自分で舌をかむところまで追い詰められました。

なし崩し同居やイヤイヤ同居による中途半端なかかわりは、親子双方に「百害あって一利なし」。そんな思いを、苦さやせつなさとともに私のなかに強く残したケースでした。

Q46 日本には、家族（子ども）が親の老後に責任を持つべき、との強い観念があります。親がひとりで頑張る、と言えば「親のわがまま」と言われ、子どもが「同居しない」と言えば周囲から責められ、子は自責の念を抱かざるを得ません。どうすればいいのですか。

A46 「子が親の老後に責任を持つべき」という儒教の教えが強い日本も、少しずつ個人主義になってきたように思います。民法では本人の希望・意思がいちばん尊重されるようです。

親が「最期まで自宅で、ひとり気ままに暮らしたい」との意思を尊重されず、入院して苦しんで亡くなられると、残された子はそのことで責められるような思いをし、グリーフケア（A47参照）が必要になることが多いものです。反対に、本人の意思が尊重され、満足して旅立つことができれば、家族も「よかった」と納得できるものです。

本人が亡くなってからでは遅すぎます。生きている間に、本人の願いをしかと聞き、できれば遺言書を作成してもらい、さらに本人と医療者以外の第三者、つまり民生委員や行政職員、ケアマネジャーなどと合議をして本人の希望が通るように確認し合っておくことです。

「わがままな親」と言われようと、子どもが周囲から責められようと、まずは旅立つ人自身がよい人生、よい最期を迎えるにはどうしたらよいか、その一点を考えることです。そのための「わがまま」なら許されると思いますし、親が満足している姿を見ることは子どもの安心にもつながるでしょう。

逆に、ライフスタイルも価値観も違う親子が、「親の老後のために」無理やり同居しても、互いにストレスが募るばかりです（A45参照）。疲れて余裕のなくなった子の顔を見るのは、親にとってもこたえます。介護うんぬんの前に家族はまず、そこそこよい関係でいることの方が大切なのです。そこそこの関係を保つには、精神的にも物理的にも適度な距離が必要であり、むしろ同居しない方がうまくいく場合が多いものです。

蛇足ながら、親子関係や嫁姑関係はうまくいってないけれど、世間体は気になる、という人にひとつ秘策をお教えしましょう。本人（親）が生きている時に「同居しないのは親の強い希望で仕方がない」と周囲に言いふらしておくのです。結果的に親がひとりでいる時に亡くなっていったとしても、「親の希望をかなえられてよかった。結果として上出来だ」と胸を張って周囲の人に話をすればいいのです。遺族がクヨクヨ後悔していれば他人も説教のひとつもしてやろうか、とつけこむかもしれませんが、遺族が泰然としていれば他人はそんなもんかなぁと思うものです。

ひとりで逝かせたことを後悔して泣くのではなく、希望どおりに旅立ててよかったと安堵する死生観、文化を育ててください。こういうケースが全国に増えていけば、日本人の看取りの文化も変わっていくのではないでしょうか。

Q47　心残りのない看取りができれば、長期のグリーフケア（後悔や自責の念に苦しむ遺された者への癒しの作業）の必要がなくなるということですか。

A47　そうだと思います。在宅ホスピス緩和ケアを適切にすると苦しむことなく旅立たれます。離別そのものの悲しみこそあっても、悲嘆の分かち合いや医療者がかかわらなくてはならないようなグリーフケアが必要になるケースはまずありません。

ところが最近、医療者がグリーフケアを考え違いし、時間に任せれば自然と癒されるものまでうつ状態だとかグリーフケアが必要などと介入し過ぎて病人に仕立ててしまう場合もあるようで、危惧を抱いています。医療者は病人を治すのが仕事であって病人をつくってはいけません。

とはいえ、そこに後悔や自責の念などが加わってしまうと立ち直りにくくなってしまうのも事実です。入院したばっかりに患者さんが最期まで苦しまれた場合、遺族の心にはどうしても後悔や自責感が残ります。最後まで過酷な治療を続けたさなかに亡くなられた高齢の患者さんと、残された妻のケースを紹介しましょう。

80代のナオミチさんは賢い上に意志強固な人でした。悪性リンパ腫のため、名古屋大学病院で抗がん剤と放射線治療を受け、一旦はよくなったように見えましたが、3年後に再発。名大病院でもセカンドオピニオンの病院でも打つ手がないと言われましたが、もう1カ所話を聞いてみたい、サードオピニオンを紹介してほしいと希望されたので、血液の専門家ではない私はやむを得ず、某病院の信頼できる部長に紹介状を書きました。しかし、運悪く部長が不在だったため、実際に診察したのはその病院の№3である若い医師でした。彼から「万が一、化学療法が効くかもしれない」と言われたナオミチさんはその方法に飛びつきました。ここは皆さんにもぜひ覚えておいてほしいのですが、医師の「万が一効くかもしれない」ということばは、患者側の期待とは裏腹に「ほとんど効かない。副作用はある」という意味なのです。

ナオミチさんはさっそく入院して化学療法を始めましたが、半年間に及ぶ激しい闘病のさなかに亡くなりました。最後の最後まで希望は捨てず「まだ3年は生きる」と周囲の人に語っていたそうです。

残された妻の憔悴ぶりは傍で見ている方がつらくなるほどでした。闘病中は甲斐甲斐しく夫の面倒を見続け、「そばにいてほしい」という夫のために、病室で寝泊まりを続けていました。姿が見えないとすぐに呼ばれるので、夫の睡眠中などに急いで家に帰ってシャワーを浴び、すぐに病室に戻るという暮らしで、妻がひとりになれる時間などないどころか、食事もろくに摂れなかったようです。

妻自身は、「いよいよとなったら最期は家で看取りたい」と考えていたそうですが、ナオミチさん本人は苦しみのあまり、家に帰るという選択肢さえ考えられなくなっていました。亡くなったのは、そんな苦しみのさなかでした。意識がなくなってから半日後にあっけなく逝ってしまいました。

妻のショックは大きく、茫然自失状態でしたが、亡くなったあともしばらく雑事に追われ、ひと息つくひまさえなかったようです。やがて、夜も充分に眠れなくなり、ナオミチさんの忌明け法要をすませると体調がガタッと落ち、なんと急性腎不全で入院してしまいました。

一時は死にかけ、人工透析も必要になりました。フラフラでトイレにも立てないような状態でしたが、入院はイヤだという本人の強い希望で退院。その後、当院を紹介されて「おひとりさま」の在宅緩和ケアをスタートさせました。

訪問看護師による心のケアを含めた在宅療養を続けるうちに、1年も経たないうちに当院に通院できるまでに回復。2年経った現在、彼女は元気に通院しながら「夜中まで映画を見ていようと、朝寝坊をしようと、なにを食べようと食べまいと、誰も文句は言わない気ままな暮らしです。人の命は神様が決めることだから、今は自分の気の向くままに生活し、文字どおり『おひとりさまの老後』を楽しんでいます」と幸せそうに笑って話してくれます。

最後の最後まで希望を捨てずに「病と戦う」のは悪いことではありません。でも、苦しいだけの治療の末に亡くなる姿を目の当たりにした家族の心には、あれでよかったのか、もっと楽に過ごさせてあげられなかったのか、という葛藤や自責の念、やりきれなさが残ります。とくにナオミチさんの妻のように、自分の身を犠牲にしてまで看病したのに結局救えなかった、という場合は、心身ともに燃え尽きてしまうことが多く、時間をかけたグリーフケアが必要です。

反対に苦しい入院生活を経て、最後は自宅に戻って心残りのない看取りができたことで、グリーフケアがいらなかったケースも紹介しましょう。

２００９年３月、肺がんの治療のために入院中だった66歳のユキエさんは、脳転移が認められ、余命１カ月と告知されました。痛い、苦しい、と夜はまったく眠れず、一晩中ベッドの柵をバタンバタンとたたき続けてしまうほど。

同月23日、「優しかった母の性格が苦しみのあまり変わってしまった。なんとかできませんか」と次女が当院の相談外来を訪ねてきました。翌24日、ユキエさんを退院させ、在宅ホスピス緩和ケアを始めることになりました。

家に戻ってからのユキエさんの復活ぶりには、目を見張るものがありました。医療的には点滴と服薬を続けてもらっただけですが、文字どおり「ホームに戻った」喜びにあふれ、私たちも驚いたことに、退院から10日後の４月４日には娘さんと花見に出かけ、同月21日には庭に出て草むしりまでされたそうです。しかし、翌22日には庭に出られず、23日にはベッドから降りられなくなり、24日朝９時に安らかに旅立っていかれました。

家に戻ったことによる延命効果こそ得られなかったものの、最後の１カ月間は病気以前と変わらないいきいきした暮らしを楽しみ、スッと旅立つことができたケースでした。そのせいか、遺族の心に刻まれたのは離別の悲しみを補ってあまりある「母が幸せに旅立つことができた」ことへの安堵感と満足感でした。母を見送った３分後には、その枕元で臨月の長女は両手でピースをし、次女は母が可愛がっていた愛犬を抱いて記念写真を撮りました。

Q48　死の瞬間に家族が立ち会うべきだという信念を崩すにはどうすればいいですか。医療や介護のプロのなかにもそういう信念を抱いている人は少なくありません。

A48　「家族が死ぬ時には立ち会いたい・立ち会うべき」と考える人は多いものです。その願いを成就させるために、入院したくない人を無理やり入院させ、心電図モニターに管理してもらえば安心だ、心臓が止まりそうになったら懸命に救命努力をしてくれるから安心だ、という人が、なんと多いことでしょう。私の患者にもそういう人は少なからずいます。

しかし、そうされる側に自分の身を置き換えて、想像してみてください。終末期にいたっていよいよ旅立とうとするその瞬間に、家族に「死に水をとらせてあげる」ためだけに、心臓マッサージやら人工呼吸やらをされたら迷惑千万ではないでしょうか。本人の思いはそっちのけで、むりやりこの世に留め置かれるようなものです。これぞ老人虐待だといったら、言い過ぎでしょうか？

臨死体験をしたという72歳のケイコさんからこんな話を聞きました。「意識が戻りかけた時、手の甲の上から漬物石でも載せられたような重さを感じ、あ、重いッ、やめてと叫ぼうとしたら、一転してその重さがとれ、今度は手が浮くような軽さを感じました。その瞬間、声が聞こえて目が覚めました」と。状況から推しはかると、どうやらケイコさんが最初に感じた手の重さは、ベッド脇に控えた娘が「お母さんッ！」と大声で呼びかけながら上から手をさすった重さであり、その後、軽くなったのはその手を下から持ち上げたからだ、とケイコさんが証言してくれました。

つまり、この世とあの世の境にいる人にとっては、上から手をさすってもらうことさえ耐えがたい重さとして感じるようなのです。まして心臓マッサージなど胸元を殴りつけるような痛みや苦しさを味わわせるだけかもしれません。

誤解のないようにあわてて付け加えますが、心臓停止後、心臓マッサージやAED（自動体外式除細動器）を施したおかげで九死に一生を得る人は少なくありません。私の患者さんにも、その治療のおかげで歩いて退院できた人が7人います。救急救命が適応になる人にとっては重要な医療です。大切なのは、そうすることが患者の人生に益になるか、そうではないかを見極め、その結果に沿った手だてを施すことなのです。

高齢で終末期に入った人を家族の安心のためだけに入院させ、そこで逝かせることは、私に言わせれば「刑務所死」させることにほかなりません。身の安全がもっとも確保されるのは、ある意味、刑務所に収監されることなのですから。

ひとりで自宅にいれば、周囲に誰もいない時間に亡くなることもあるかもしれません。

けれど、それがそんなに不幸なことでしょうか？　まして「最期まで家で暮らす」のが本人のいちばんの希望だったら、その成就をもって、「かわいそう」ということばで総括するのは、本人への理解や敬意があまりにない、といえます。

死にゆく人自身が「あ〜、よかった！」と思って旅立てることが、いちばん大切です。オギャーと生まれる場所は親が決めますが、死ぬ場所くらい、自分が決めてもいいのではないでしょうか。本人が、家で死にたいと希望するなら、家族はぜひそうさせてあげてください。

苦しくなって入院したいと思ったら、今の日本では電話をするかボタンひとつで救急車が迎えにきてくれます。どこかには入院できますよ。ですから、家で死ぬということは、苦しみがなく、救急車を呼ぼうとは思わなかったということなので、その死は「希望死」であり「満足死」「納得死」です。

実際のところ、亡くなる瞬間にはなにがなんでも家族が立ち会うべき、という信念をかたくなに守ろうとすると、家族は自分の暮らしも仕事もそっちのけの状態で付き添っていなければなりません。ところが、人の命の不思議さで、あと数時間（で亡くなる）だろう、と思った人が何週間も生き長らえたり、逆に、まだ大丈夫だと思った人があっけなく亡くなられたりします。実際は、前者の方が多いでしょう。枕元につめかけて固唾《かたず》を飲んで死の瞬間を見守っている家族は、そのうちに待ち疲れ、なかには倒れてしまう人も出てきます。そうなると、場そのものになにやら重苦しい空気が漂い始めます。患者さんはそういう空気にとても敏感ですから、ブラックユーモアさながら「早く死ななくては……」と追い詰められてしまうのです。

逆に家族が「なるようにしかならない」と気楽に構えている患者さんは、その雰囲気によって本人も楽になるために、延命効果まで期待できるのです。ことほどさように、「お別れに家族が立ち会うべき」の信念に縛られることは、百害あって一利なしなのです。

このような信念、神話を崩すには、在宅看取りの成功例をひとつひとつ確実に増やしていくほかにありません。在宅看取りにおける「よい別れ」の場面を医療・看護・介護のプロたちが自分の目で確かめることです。百聞は一見に如かずです。

当院には全国から医師、看護師など多くの人が研修に来られますし、同様の対応をしている在宅ホスピス緩和ケアの医療機関は全国にあります。ぜひ、専門職の人から始めてください。患者や利用者に対するプロとしての使命、責任とはそういうことだと思います。

Q49 安らかな死はこわくない、と小笠原先生はおっしゃいますが、本当ですか。

A49　本当です。心肺蘇生術を施して、黄泉《よみ》の国から帰ってきた7人の臨死体験を聞いたことがあります。みな一様に、懐かしげに話をされたのが印象的でした。

臨終の極みの人の血液検査をすると、副腎皮質刺激ホルモン（ACTH）やエンケファリンという物質などが増えていると言われています。エンケファリンは、脳内麻薬として知られるエンドルフィンと同じ効果を持つもので、いわゆる多幸物質とも呼ばれるものです。副腎で分泌されるホルモンのひとつですが、亡くなる人の死の間際には、それが大量に分泌されているようです。つまり、どのようなプロセスを辿ったとしても、死の瞬間、人は幸せな気分でいられるということだと思います。死後たとえば数分後に「黄泉の国」から戻ってくることがあっても、苦しみの記憶がないのはそのせいかもしれません。

ということは、死の境を越えてからも、辛いとか苦しいとか、地獄に行く、などということはなく、どんな人も安らかに穏やかに旅立てるよう定められている……。そう考えるととても安心できます。

天地創造の神が、人が死ぬ瞬間、多幸物質で苦しみが癒されるようにしてくださったならば、その神のとてつもない懐の深さに思いが募り、畏敬の念を抱かざるを得ません。まぁ、たんに進化の賜物《たまもの》なのかもしれませんがよくわかりません。いずれにしても、医療者は死の瞬間を迎えるまでいのちを見つめ、生きている人の苦痛を取るように努め、宗教者もいのちを考えながら、生きている人の苦しみを取るよう尽くすことではないでしょうか。

「安らかな死はこわくない」というよりは「死は安らかだと思う。苦痛のない生は安らかでこわくない。だから、安らかに生きて死ぬことはこわくない」ということです。

ところで、エンドルフィンと似た薬にはなにがあるかご存知ですか？

答えはモルヒネです。医療者がモルヒネを上手に使えるようになれば、患者さんは苦しまず、楽になるのはご存知のとおりです。

脱水が進行してもエンドルフィンは増えるようです。高僧が断食をしてある境地に達する時も、脳内にエンドルフィンが増えているのではないかと思っています。しかし、凡人にはなかなか難しいので、最期まで安らかに生き抜くために在宅ホスピス緩和ケアのチームに依頼しましょう。そうすれば、死ぬことはこわくありません。

「在宅緩和ケアで安らか・大らかは当たり前、さらに朗らかに生かされ、最期は在宅ホスピスで清らかに旅立ちたい」これが小笠原内科の理念です。

第7章　家族のいないわたしの看取りは誰に託しますか

ひとはひとりで死ぬ、というのは嘘っぱち。現場を見ればよくわかります。たとえ死ぬ時はひとりでも、遺体の始末ひとつ、自分ではできません。誰か託すひとが必要です。葬式は要らない、と言っても、火葬場へは誰かに運んでもらわなければなりませんし、散骨でけっこう、と言っても、それすら誰かに託さなければなりません。

そういうおひとりさまでも家族に代わる信頼のネットワークがあれば、ひとりでも在宅で死んでいける……。その時のためにどんな人間関係を築いておけばよいのでしょうか？　ケアマネジャーさんやヘルパーさんなど、専門職のひとたちに、どこまで期待してよいのでしょう？

また友人やボランティアも頼りになります。おひとりさまの看取りにボランティアを活用しているところもありますし、小笠原先生のところでもボランティアが活躍しているとお聞きしました。小笠原先生のご経験のなかで、うまくいった例はありますか？あったら教えてください。

ケアマネジャーもトータルヘルスプランナー（THP）も頼りになりますが、お金の管理や死後の始末、葬式の手配から遺言の執行まで、仕切ってくれるしくみがほしい。成年後見制度もあることは知っていますが、誰かひとりに託すのはかえって不安です。専門家とボランティア、親族や友人、それらを束ねるしくみがあれば、安心できるのですが。お金を払えば引き受けてもらえる団体もあるようですが、まだまだ信用と実績が足りないようです。

またそのために「死にゆく者」として、どんな準備をしたらよいのでしょう？

Q50　看取りを託す家族もいないおひとりさまには、孤独死しかないのでしょうか。友人、近隣、ボランティア、地域などとのかかわりに、どんなものが必要でしょうか。

A50　ちょっと待ってください。おひとりさまには「孤独死しかない」のではなく、おひとりさまに「孤独死は似合わない」。これが在宅でたくさんのおひとりさまを看取ってきた私の実感です。

というのも、私がかかわって「希望死・満足死・納得死」を成就されたおひとりさまたちは医師や訪問看護師の在宅ホスピス緩和ケアチームとともにあったからです。このチームとつながることで、その人が安心して暮らすのを助けてくれる人たち（ヘルパー、友人、近隣住民、ボランティアなど地域全域）がゆるやかにつながり、さらに地域や状況によっては新聞や乳酸飲料を配達してくれる人、郵便局員、生協などの宅配担当者などが見守り役を担ってくれることもあります。つい最近も、埼玉県入間《いるま》市で乳酸飲料の配達員が、利用者であるお年寄りの家の郵便受けに新聞が溜まっている状況を不審に感じて警察に通報し、孤立死を未然に防いだ一件がありました。

ともあれ、在宅ホスピス緩和ケアチームを利用することで、世間でいう、いわゆる「孤独死」はありません。それでも、人生の終わりまで心豊かに暮らすには、元気なうちから信頼できる友を持ち、最低限必要と思われるお金を準備しておくことをおすすめしたいと思います。

生涯おひとりさまだったミエコさん（78歳）は、親友がキーパーソンとなってたくさんの人たちをつないでくれたために、本人はなんの不安もなく、旅立つことができました。

04年2月、卵巣がん末期だったミエコさんを乗せた車椅子を押して当院を訪ねてきたのは、ミエコさんより20歳以上年下の友人、サトコさんでした。「緩和ケア病棟を見学してきたけれど、まだ入院したくない。自宅で緩和ケアを受けたい」と相談され、当院の在宅ホスピス緩和ケアチームがかかわることになりました。元教師のミエコさんと元看護師のサトコさんは、ある社会活動のグループの前会長、現会長の間柄だったそうです。

在宅ホスピス緩和ケアが始まると、ミエコさん自身は直接親交がなかったサトコさんの友人・知人も含めて10人以上集まって見守りのシフトを組み、かわるがわる自宅を訪問してくれたようです。ミエコさんはまたサトコさんに葬儀のことも相談していたようで、告別式の手配や遺言も滞りなくすませていました。

ある日、私が往診に行くとミエコさんは壁に掛かっている白いものを指さして、「先生、あれ、なんかわかる?」と尋ねられました。私が「友だちがつくってくれたみたいだね。えらい長い布だけど……」とつぶやくと、別の白いものを指して「じゃ、これは?」と聞きます。「これは、わかる。死に装束だね」。「そうそう。じつはあれ、友だちがつくってくれた(死に装束に合わせる)ふんどしなの。でも、先生、ちょっと長いと思わない?」。「ふんどしかぁ。長いかもしれないけど、友だちがつくってくれて、よかったね」。「そうなの。みんなが私のために一生懸命、つくってくれるの。もういつ死んでもいいんだよ」。ミエコさんはそう言い、にっこり微笑《ほほえ》みました。

3月末になるとサトコさんがキーパーソンとなってさらに友人・知人をつないで、昼はひとりが付き添い、夜はふたりが泊まり込みました。「ひとり暮らしでも家で死ねるなんて、こんな幸せなことはない」と喜んでいたミエコさんが旅立ったのは、サトコさんが泊まった夜のことでした。

2004年、64日間のこの経験は、私がひとり暮らしの人が家で穏やかに逝けるシステムを具体的に考え始めるきっかけになってくれました。

Q51　おひとりさまの看取りには専門職よりボランティアのほうがよい場合もあるとお聞きしました。ボランティアにはなにを期待できるでしょう。

A51　ふたつのことが期待できます。ひとつは家のなかにいる患者さんのもとに世間の風や空気を運んでもらうことです。最近はやりの傾聴ボランティアも喜ばれますが、アロマテラピー、整膚《せいふ》、フットテラピーなどをしてくれるボランティアは「心も身体も温まる」と患者さんたちに大人気です。身体を温めて、ぐっすり眠れば免疫力が上がって延命効果も期待できます。

もうひとつは、どうしても上下の関係になりがちな医療・ケアの世界に、水平（横）

の人間関係をつくってくれることです。もちろん、医療チームも横の関係になろうといつも努力はしていますが、患者さんからすれば医師とはどうしても「上下関係」、看護師とは「斜めの関係」になりがちです。とくに看護師は、医師よりも日常的に接する存在である分、患者にすれば距離感覚が気になるものですが、実際は相性が良かろうと悪かろうと、業務として看護行為をしてもらわなければなりません。相性が良ければ問題はありませんが、相性の悪い人とコミュニケーションをとり続けるのが苦痛になることもあるでしょう。ケアマネジャー、ヘルパーも横の関係になりえません。でも、ボランティアなら、本人が「かかわるのがつらい」と思えば断ればいいし、逆にボランティアの側にも断る自由があります。

ケアの場には、家族でもケアのプロでも友人でもない、赤の他人だからこそ与えられる「自由な空気と癒し」があることを、ぜひ多くの人に知っていただきたいと思います。ボランティアとは無料奉仕を意味し、ボランティアに来てもらう人の費用負担は基本的にはありませんが、なかには介護保険で不足した看護や介護を定額料金で補う「有償ボランティア」という人たちもいます。

なお、小笠原内科では2012年4月からボランティア養成講座も開いています。定期的に1時間コースで講座を開き、4回修了した人には修了証を渡し、ボランティアとして安心してチームに加わってもらいます。だいたい週1回1時間程度、患者さんの元に赴きます。ひとりのボランティアがひとりの患者さんを担当するのが原則です。担当する患者さんの数をふたり、3人とは増やしません。ボランティアの負担が増えると、どうしても疲れが出て、余裕をもって接することが難しくなるからです。

「癒しを提供するものは自ら癒されてなければならない」。これは当院における医療者の心得ですが、ボランティアにも同じことが言えます。

Q52 ひとり暮らしの看取りを支える専門家チームは、介護、看護、医療の3点セットです。3者の間にどのような連携が可能でしょうか。連携の中核になるのは誰で、どんな能力が必要でしょうか。

A52 連携の中核となる人に求められる能力は介護保険制度の使い方に長《た》け、介護・看護・医療のいわゆる3点セットについて幅広い知識と人脈を持ち合わせていることです。その人がチーム全体の司令塔役＝トータルヘルスプランナー（ＴＨＰ）を務めることで、多職種連携が可能になります（Ａ20参照）。

一般的にはケアマネジャーがその役割を担っている場合が多いのですが、いわゆる福祉系の人が多く、医療に精通した人が少ないことが課題です。がんや急性疾患のように医療・看護の比重が大きいケースや、終末期の医療問題がかかわってくる場合は、訪問看護師または看護師出身のケアマネジャーがその役割を担うのが理想的です。長期のケアマネジメントが必要になる慢性疾患の場合は、社会福祉士など福祉系の人の方がいいかもしれません。

経済的に余裕のない人や、生活保護を受給されている人を担当する場合は、生活福祉課の担当者や民生委員、保健師とも連携しなくてはいけません。そういう意味では3点セット+福祉+保健=5点セットを連携できる人が司令塔となる必要があります。つねに当事者の利益を第一に考え、誰に対しても「きちんと発言できる」能力が求められるでしょう。

連携の方法としては、本人を支える人たちが顔の見える関係になるよう、初めにケアカンファレンスを開催することです。膝を突き合わせて話し合いをすることで互いの専門性や持ち味、スキルがわかり、そのことが協働をスムーズに推進させる原動力となるでしょう。互いの関係が成熟し、考え方やスキルが理解し合えるようになれば、直接会わなくてもタブレットやスマートフォンなどのICT機器を利用してカンファレンスや業務連絡ができるようになります。

小笠原内科ではケアマネジャーの資格を持つ訪問看護部長が、医療・看護・介護・福祉・保健をつなぐキーパーソン=THPとして活躍しています。医師が独善的になっていないか、方向性を見誤っていないかをきちんとモニターし、危険なサインをキャッチしたら本人にその旨をきちんと直言するのもＴＨＰの大切な役割です。私自身も当院のＴＨＰにどれだけ助けられているかわかりません。

Q53　キーパーソンになるのがトータルヘルスプランナーだということですが、そういう人材はまだまだ不足しているのでしょうか。

A53　まだまだ不足しています。介護保険制度は当初、脳梗塞後の安定した状態や認知症の慢性期の人などを対象と想定しており、ケアマネジャーは保健師、看護師、作業療法士が考えられていたようです。ところが、医師、歯科医師、歯科衛生士、理学療法士、薬剤師、栄養士、ヘルパー、介護福祉士、社会福祉士……と、どんどんケアマネジャーとなる人の職種が広がり、その結果、ケアマネジャー本来の仕事の焦点がぼやけてしまった気がします。

たとえば「がんに罹患して、末期がんで急速に亡くなる」場合、介護職や福祉職のケアマネジャーは経過が予測できず、いろいろな手配が後手に回りがちなのは、そのせいかもしれません。そこを訪問看護師がフォローしているというのが現状でしょう。

介護保険だけでなく、医療保険や障害者自立支援制度を含めた社会保障制度全般に精通し、これら多分野にまたがってケアマネジメントをするには人間力も必要ですから、人材の育成には時間がかかります。

２０１０年９月、内閣府で、元厚生労働省事務次官で東京大学大学院特任教授の辻哲夫さんにお会いした際、「ＴＨＰを育てることはたいへん大切だ」と言われました。12年４月から厚労省が推し進める在宅医療連携拠点事業では、ケアマネジャー資格を持つ看護師と、社会福祉士資格を持つ医療ソーシャルワーカー（ＭＳＷ）がキーパーソンとなっています。この両方の考え方を持ちその能力を備えた人物とは、つまり私たちがＴＨＰと名付けた存在にほかなりません。日本の高齢多死時代を支えるにはＴＨＰの視点が欠かせず、ＴＨＰを育てることが日本の在宅医療を変えると思っています。

Q54　ユーザーからすれば、さらに付け加えてほしいものがあります。歯科衛生士や薬剤師も入ってほしいし、肝心なお金の管理をしてもらうには弁護士、税理士も入ってほしい。わたしはそれらも含めたしくみをトータルライフマネジメントと名付けましたが、そういうしくみが専門家の間でできないでしょうか。

A54　上野さんの提案されるトータルライフマネジメントもＴＨＰを中心にできると思います。

ＴＨＰが医療・看護・介護などにわたるケア全体の計画を立てるには、本人の経済状態はもちろん、そのうち自分のために使えるお金はどれくらいか、使い道について本人はどう考えているか、などをきちんとアセスメントすることから始まります。そうでなければ、現実的なプランは立てられないからです。なかには自分の健康や幸福にお金を使うより、子や孫に残したいと考える人もいますから、その場合もできるだけ本人の意向に沿えるようなプランを考えます。

ひとり暮らしの人などで、「(ひとりでは不安だから)大勢の人とかかわりたい」がゆえに介護保険のサービスだけでは満足できない場合は、ボランティア、有償ボランティア、家政婦のような自費ヘルパーなどに来てもらうプランを考えます。その上で、普通に暮らせる期間はどれくらいか、その先ＡＤＬ(日常生活動作)の落ちた期間がどの程度続きそうかなどを予測し、本人の財布と相談しながら全体のケアマネジメントを考えていく必要があります。

遺言書の作成や遺産分割の相談をしたい人には、弁護士や司法書士、税理士などとも適宜、連絡を取り、必要な手続きを進めることもＴＨＰの大切な役割です。

薬剤師や歯科の業界も最近は在宅ケアに力を入れているので、それぞれの地域で活躍する人たちに問題なくチームの一員に加わってもらうことができるでしょう。

薬剤師の世界でも在宅の人を支えるさまざまなサービスが充実してきました。病院や薬局で調剤した薬を窓口で手渡すだけでなく、医師から処方された薬を患者さんの家まで持っていき、薬の効果や副作用の説明、服用の仕方を教えてくれます。薬の飲み忘れの可能性のある患者さんには、1回に服用する薬をひとつの袋に入れ（一包化）、大きめのカレンダーに貼り付けるサービスまでしてくれる薬局もあります。薬を飲んだか、飲まなかったかが患者さんだけでなくヘルパーにも一目瞭然なので、とても喜ばれているようです。

歯科医師も歯科衛生士とチームで患者さんの自宅に出向き（＝訪問歯科）、虫歯や歯周病などの治療だけでなく、口腔ケア全体を担ってくれる大切なチームの一員です。

以上のように、ＴＨＰがトータルライフマネジメント全体の司令塔役を務めながら、必要に応じて税理士、弁護士、司法書士、薬剤師、歯科医、歯科衛生士などにチームに加わってもらうのがよいと思います。

各分野にわたるチームメンバー全員のカンファレンスと、情報の共有にもとづく相互監視のしくみをシステム化することがこれからの課題です。

第8章　お金はいくらあればよいですか

いよいよお金の話に入りましょうか。

これまで、おひとりさまの在宅死を可能にするために、理想的な在宅介護・医療を中心にお話をうかがってきました。多くの人が、それができたらなあ、とお思いになるでしょうが、同時に、先立つものはカネ。どれくらいかかるのか、と心配になることでしょう。

日本のお年寄りの貯蓄率は高く、平均貯蓄額も2千万円以上（65歳以上の1世帯当たりの平均貯蓄額　厚労省　２０１０年）、と決して低くありません。それを使わないのは自分の老後不安から。使わせないのは子どもが年金も資産も管理しているから。自分のお金を自分で使うことに邪魔立てする子どもという「抵抗勢力」のいないおひとりさまは、かえって幸せかもしれません。

日本の高齢者は持ち家率が高いこともわかっています。なのに、なんでわざわざ自分の家を離れて高齢者施設や有料老人ホームへ行かなければならないのでしょう。施設と違って在宅なら、住宅コストがかからないのですから、その分をすべてケアサービスの購入にまわすこともできます。サービスつき高齢者住宅の家賃部分は7〜8万円。個室特養のホテルコスト（居住費や食費）だって、そのくらいかかります。その分をサービスにまわすとしたら相当量のサービスが買えるはず。それでも足りなければ、現在住んでいる持ち家を担保に、死後精算するというしくみ（リバースモーゲージ）だってあります。もともとローンを組んで、フローをストックに変えてきた資産。出番がきたら、ストックから再フロー化してもらいましょう。それというのも資産を残す子どもに配慮しなくてもよいおひとりさまの特権。子どもがいるなら、親の資産をあてにしない自立した子どもに育てておくことですね。

病院死も施設死も本人負担が少ないだけで、実際には、ソフトもハードもたくさん社会保障費のコストがかかっています。厚労省は在宅シフトに転じましたが、在宅死は社会保障費の抑制にもつながるでしょう。何よりご本人の満足度が高いことが重要です。ＱＯＬ（生活の質）と本人の尊厳を尊重した「理想的な在宅での看取り」には、現行の介護保険制度ではなにが足りませんか？　これまでお話しくださったケアは、介護保険の枠内でまかなえますか。介護保険の不足分を補うためのお金はどれだけ必要になるでしょうか。実際に小笠原先生が独居の高齢者を在宅で看取られた場合の、具体例をお聞かせください。

Q55　ここまでに、理想的な在宅介護・医療の話をうかがってきました。多くの人が、できればいいな〜、とお思いになるでしょうが、同時に、先立つものはお金。どれくらいかかるのか、と心配になります。これまでお話しくださったケアは、介護保険の枠内でまかなえますか。

A55　患者さんが介護保険外のサービスを希望されればいくらでも提示しますが、介護保険制度の枠内でまかなうようにすることも充分可能です。今までにも、とくにがん末期の患者さんでは8割の方が枠内で収まっています。収まらなかったケースは本人の希望によるものと家族の希望によるものが半々です。

その内訳を医療保険と介護保険それぞれについてご説明していきましょう。

まず医療保険ですが、医療費負担は所得によって3段階に分かれます。70歳以上の場合、一般世帯の人は月1万2000円、低所得世帯（世帯主および世帯全員が住民税非課税の場合)は8000円、現役並み所得（前年の課税所得が145万円以上の場合）の人は4万4400円まで、70歳未満では、それぞれ約8万円、約3万5400円、約15万円と上限金額が決まっています。

ここまで紹介してきた医療サービスはすべて医療保険の枠内で行ってきましたので、上記の金額以上の自己負担は必要ありません。注意点としては、医療機関、訪問看護ステーション、調剤薬局のそれぞれの窓口でいったん全額を立て替える必要があるということです。3カ月後に3部門の合計金額から上記の金額を超えた分が返金されるという仕組みです。

一方、介護保険はどうでしょう。介護保険は要介護度によって使える金額（制度上は単位数）が決められており、自己負担として支払うのはその金額の1割です。岐阜市の場合は要介護5で3万5830円、同4は3万600円、同3は2万6750円、同2は1万9480円、同1は1万6580円となります。ただし自治体によって負担額は多少差があるので注意が必要です。詳細は市区町村の当該窓口やケアマネジャーに確認してください。

では、要介護度別の上限枠内でいったいどれくらいのサービスが利用できるのでしょうか。サンプルを挙げていきましょう。

まず、がん末期の場合、訪問看護は医療保険の適用になりますので、介護保険ではその分を他のサービスに使えます。たとえば要介護5では介護用ベッドを借り、45分間の訪問入浴を週1回利用し、さらに週4日間は昼間30分の身体介護1日2回と、同1時間の「身体介護＋生活援助」を1日1回、その他の週3日間は昼間30分の身体介護を1日3回利用できます。

厚労省の指定する疾患は訪問看護が医療保険になります。また指定する疾患以外の病気の場合は、たとえ要介護5、寝たきり状態でも訪問看護は介護保険の適用となります。介護用ベッドを借り、45分間の訪問入浴を週に1回、24時間対応の訪問看護サービスとつながって1日1回1時間の訪問看護を週1日受けられます。さらに週3日は、昼間30分の身体介護を1日2回と1時間の「身体介護＋生活援助」を1日1回。それ以外の週1日は昼間30分の身体介護を1日3回、週2日は同じく昼間30分の身体介護を1日2回利用できることになります。

同じ要介護5でももう少し元気な人なら、介護用ベッドを借り、24時間対応の訪問看護サービスとつながって月に1回30分の訪問看護を受け、週2回デイサービスに通えます。デイサービスの日と日曜日は昼間30分の身体介護を1日2回、それ以外の日には昼間30分の身体介護を1日2回と1時間の「身体介護＋生活援助」を1日1回利用できます。

これが要介護3になると、介護用ベッド、訪問看護、デイサービスまでは上記と同様で、週1回、昼間30分の身体介護と1時間の「身体介護＋生活援助」をそれぞれ1回ずつ、週4日は昼間30分の身体介護を1日1回などのメニューになります。

いずれの場合も、食事については岐阜市の場合、ランチ1食350円、夜は480円（特別食は550円）の配食サービスを、介護保険制度とは別に利用することができます。

がんやＡＬＳ（筋萎縮性側索硬化症）などの厚労省が指定する疾患は原則的に訪問看護を医療保険で請求できますが、それ以外の認知症や脳梗塞、心不全などの疾患は訪問看護を介護保険でまかなうことがほとんどのため、訪問介護として使えるサービスが減ってしまいます。しかし既述のとおり、誤嚥《ごえん》性肺炎などを併発した特別な場合は、医師が「特別訪問看護指示書」を書けば訪問看護師が月14日間まで毎日連続で訪問できますので（Ａ33参照）、点滴なども医療保険でまかなえます。看取りの訪問看護も原則医療保険が適用されます。

最後に、私が看たなかで、もっともお金がかかったと思われるケースを書き添えておきましょう。

若い頃から「お嬢様」として育てられ、01年から訪問診療を始めた83歳のアイコさんでした。02年、子どもの配慮で重病の夫とアイコさんのため、それぞれひとりずつ家政婦がつきました。03年3月、夫を見送りひとり暮らしになってからは3人の家政婦に交代で常時見守られていました。

10年8月、衰弱して口から食べられなくなったため、家族に「あと1カ月前後だと思います。1日500ml点滴しましょうか」と話をすると、大病院の医師である息子から「胃ろうをつけたい」との希望があり、入院して胃ろう造設後8日で退院しました。1日1800ml、1125kcalの栄養が入れられていましたが、たびたび誤嚥性肺炎を起こし、痙攣《けいれん》発作も繰り返すようになりました。

その後、家族と話し合いを重ねて水分とカロリーを徐々に減らし、12年9月、胃ろうからの量を1日500ml、250kcalにまで減らした時点からはアイコさんの顔から苦しげな表情が消え、間もなく、親切な家政婦に看取られて穏やかに旅立たれました。

お通夜の際、息子は「母にはどんな状態でも長生きしてほしかったので、無理をして生きてもらいました。それが良かったのか、苦しめるだけになってしまったのかわかりません。しかし、亡くなる数日前からお仏壇に顔を向け、微笑《ほほえ》んでいた姿に救われました。亡くなったあと、棺に横たわる母と心のなかで2時間ほど会話をしていたら、すでにあちらに逝っていた父親が現れ、母の手をひいて連れていく姿が見えたような気がしました」と挨拶をされたのが印象的でした。

いつもニコニコ笑って周囲の人から愛されたアイコさん。ひとり暮らしになってからの9年半の在宅療養期間で家政婦代にかかった費用は合計約5200万円でした。

※文庫版への追記

２０１８年３月現在、医療保険での負担額は、70歳以上の場合、一般世帯の人は月１万４０００円、低所得世帯は８０００円、上位世帯の人は５万７６００円です。70歳未満では、所得によって区分ア〜オの５段階に分かれ、５万７６００円、３万５４００円、約８万円、約17万円、約25万円と上限金額が決まっています。ただし、自己負担限度額の上限が、４回目からはかなり軽減されます。

また、介護保険の区分支給限度額は要介護５で３万６０６５単位、同４は３万８０６単位、同３は２万６９３１単位、同２は１万９６１６単位、同１は１万６６９２単位となり、その単位数は全国一律です。１単位は10円ですが、地域によって加算があるなど利用負担額に違いが出ることもあります。原則は１割負担ですが、収入によって２割負担の場合もあり、さらに２０１８年８月からは３割負担になる人もいます。

食事についても昼は１食３６０〜３７０円、夜は４９０〜５００円（特別食５８０円）に変更されています。

Q56　介護もグルメと同じようにフトコロ具合に応じて、A級、B級、C級それぞれにグルメがあることはよくわかりました。安心・安全にも同じようなランク付けがあり、それも自己決定できるとわかりました。ではQOL（生活の質）と本人の尊厳を尊重した「理想的な看取り」には、現行の介護保険制度ではなにが足りませんか？

A56　介護にかけられる費用によって、A級、B級、C級の（とあえて表現しますが）ランクがあることは確かですが、それが必ずしも介護の質や介護を受ける人の満足度と相関しない、というのが私の立場です。

グルメのように、B級、C級であっても「激ウマ」店や「行列の絶えない」店があるのと同じです。お財布的にA級には行けない人もB級、C級なら何度も気軽に足を運べるし、それはそれで不幸せでも不満足でもありません。

介護についても同じことがいえると思います。ここまでご紹介してきたように、生活保護を受給しているようなお金に余裕のない人たちも、訪問看護師やヘルパー、近所の人たちに大切に見守られて最期まで住み慣れた自宅でひとり暮らしを続け、穏やかに旅立っていかれました。お金の多寡によって選択できるケアサービスのメニューは確かに違ってきますが、そのことと「介護の質」や本人の幸福度が相関するかどうかはわかりません。

大切なことは、本人が周囲の人々とどんな関係を築けるかにかかっています。将来、自分に介護が必要になった時に、本当の意味で「グルメ」の介護関係に恵まれたいのであれば、やはり元気なうち、できれば若いうちから、その時々にかかわる人たちとできるだけよい関係を育てる努力を重ね、そのスキルを磨いておくことではないでしょうか。その積み重ねが安心感や自信となって本人の心に堆積し、老い衰えの過程で生ずる不安や寂寥感を遠ざける助けになってもくれます。

実際、どんな現実に直面しても周囲や自分自身との関係を比較的円満に保てる人は、たとえ認知症になってもネガティブな周辺症状は現れにくく、現れたとしても小さいというのが私の実感です。むしろ無邪気さや無垢さが前面に出る「かわいい認知症」の人となって、周囲に愛される場合が多いのです。私の考える「グルメ」の介護とは、こういう人の周囲に築かれるものです。

つぎに「理想的な看取り」のために今後必要なものとしては、ふたつ考えられます。ひとつは、たとえば胃ろうによる経管栄養やたんの吸引、座薬の挿肛や点滴のチェックなど、「家族は可」とされてきた医療行為なら、ヘルパーにも許可されることです。家族というだけで70代80代の素人がしていることを、プロフェッショナルなヘルパーができないはずがありません。

12年4月から、これらの医療的ケアを「特定の者」に対して行う場合は、8時間の座学と演習を行ったあと、実地研修を受ければヘルパーも可となりました（A28、41参照）が、すべての座薬の挿肛や点滴の針を抜く行為なども、家族ができることはヘルパーにも許可するというふうに、柔軟性を持たせてほしいと思います。そうでなければ、厚労省が推進する在宅中心の地域包括ケアシステムの構築は、絵に描いた餅で終わるかもしれません。

ふたつめは、尿道留置カテーテルを入れずにトイレ誘導やおむつ交換を希望する人（A17参照）にとっては、夜間の訪問介護の手が絶対的に足りませんから、今後、さらに巡回型介護・看護のシステムを充実させていくことです。

端的にいえば、以上のふたつだけだと思います。

Q57　介護の不足分を補うためのお金はどれだけ必要になるでしょうか。

A57　ケースバイケースですが、尿道留置カテーテルや夜間セデーションを選ぶ場合は夜間の身体介護をする必要がないため、介護保険の一割負担を上回る自費負担が発生することは比較的少ないと思います。

が、夜間セデーションや尿道留置カテーテルを選ぶ代わりに家政婦やヘルパーに依頼する場合は、当然、制度の枠内では収まらず、追加負担が生じることもあります。

現実を見ると、がんの場合は寝たきり、つまり夜間の身体介護を必要とする状態になってから1カ月以内で旅立たれる人が多いので、不足分は30万円以内という金額がひとつの目安になるでしょう。一方、認知症や脳卒中後遺症などで5年、10年と長くなるケースでは100万円、200万円と費用がかさむこともあります。

が、世の中ピンキリです。1日あたり4万3000円の自費負担が発生するサービス付高齢者住宅に18日間入居したり、家政婦代として年に550万円、9年半に及ぶ在宅療養期間で約5200万円を負担して最期まで自宅で過ごした人もいました（A55参照）。配偶者の死によって夫婦ふたり暮らしから突然ひとり暮らしになったため、子どもたちがそれを不憫に思い、親にその暮らしを選ばせたようです。経済的に余裕があれば、それはそれでひとつの選択でしょう。

しかしおひとりさまの多くは、長い間ひとりで自立した暮らしを営んできたため、たとえ動けなくなっても、心はしっかり自立されているものです。医療保険と介護保険などの公的支援を利用し、尿道留置カテーテルや夜間セデーションなどの有用な手段を活用すれば、制度の自己負担分のほかに自費負担分として100万円（がんの場合は30万円）も用意しておけば、「希望死・満足死・納得死」の願いは充分かなえられると思います。生活保護の方でも実際、在宅ひとり死をしていますので、お金はあればあるように、なければないように、在宅ひとり死は可能です。

Q58　実際に小笠原先生が独居の方を看取られた場合の、費用負担の例をお聞かせください。

A58　2007年12月から12年11月まで本書を執筆中の5年間に限って、当院で看取った18名の独居の人を疾患別に分けると、がん13人（うち3人は認知症も併発）、非がん5人（認知症3人、老衰2人）でした。そのうち死亡診断書代（1万円）、緊急往診時の交通費（在宅期間中合計で1人平均1万円以下、訪問診療時の交通費は無料）などの実費を除き、保険外の自費負担の必要があった人は7人（38％）だけでした。その他の11人は、医療保険と介護保険の枠内ですべて収まりました。

保険外の自費負担があった7人のうち5人は認知症で、ヒロズミさん（A35、A36参照）、ナツさん（A35、A37参照）、ヨシコさん（A39参照）、アイコさん（A55参照）、タモツさん（後述）でした。前のふたりは自費負担したとはいえ、たくさんのお金で生活の質を高めたというわけではなく、最期まで家で過ごすために最小限必要なサービスを利用した結果、これだけの負担が生じたということです。彼らのケースは今後、認知症になっても家で「ひとり死」したい人のモデルになるかもしれません。

具体的な金額を、ヒロズミさんとナツさんのケースから紹介します。ヒロズミさんが認知症になった当初は妻とふたり暮らしでしたが、途中から妻も認知症を発症して施設に移ったあと、自宅でひとり暮らしになりました。その経緯はすでに記したとおりです。

08年7月、在宅医療をスタートした時は要介護2で、ひと月に必要な費用は制度上限額の1万9480円でした。夫婦ふたり暮らしの時代はふたり分の介護保険サービス枠を上手に組み合わせ、利用限度額をオーバーすることはなかったようです。

10年3月にひとり暮らしになってから、12年4月に亡くなるまでの2年2カ月間（26カ月）で訪問薬剤を含めた介護保険の1割負担分は約58万円でした。ひとり暮らしになってから訪問介護サービスの利用が増えたことなどで、限度枠をオーバーした分を自費負担する必要が生じました。11年10月には要介護3、1カ月の制度上限額の2万6750円を超え、自費負担が月に約3万円オーバーする事態となりました。結局、2年2カ月間での自費負担分は約80万円になりました。細かくいえば、亡くなる1カ月前、つまり体調が悪くなった3月の自費負担分は約5万円、亡くなった4月は月の途中でしたので、介護保険枠内で収まりました。

一方、2年2カ月間での医療保険の1割負担分は約19万円でした。結局2年2カ月の在宅療養生活で介護保険と医療保険の自己負担分と自費負担を合わせて、約157万円かかったことになり、1カ月に換算すると、約6万円です。

ナツさんの場合は、02年に要介護1になりました。05年の5月から要介護2で在宅医療を始め、訪問介護の利用分などとして、要介護2の1割負担プラス月1万円程度のオーバー分を支払っていました。やがて自分で薬を飲めなくなったので訪問介護を利用する回数が増え、07年頃には自費負担が約1万5000円になりました。09年4月に要介護3、同10月に要介護4となりましたが、自費負担はおおむね1万5000円程度のまま推移しました。

12年2月には室内で転倒することが増えた上、深夜の徘徊《はいかい》もあったため、「他人様には迷惑を掛けたくない」と言う甥と相談し、夜間セデーションをスタートしました。夜間の訪問介護が減り、自費負担は再び1万円程度ですむようになりました。

3月14日、いよいよ寝たきりとなり血圧が低下してきたので、離れて暮らす甥を含めた関係者を集め、看取りについてのカンファレンスを行いました。「本人の希望どおり、このまま家で穏やかに逝かせてあげたいですね」と話したところ、甥から「自分たちは看病も介護もできない。最後だから家政婦を頼んでほしい」と依頼されました。ケアマネジャーと相談の上、家政婦が見つかるまでの3日間は昼夜を問わず3時間おきに1日8回ヘルパーが入りました。

17日早朝に旅立たれたので、3月分の自費負担分は約5万円になりました。結局、家政婦は入りませんでした。約7年間で死亡診断書代1万円を含め、自費負担分は総額約110万円でした。

そのうち介護保険の限度枠内のサービスに払った金額は、要介護2から最終的には要介護4まで、7年間で約199万円でした。さらに医療保険分は月8000円が上限なので7年間で約66万円でした。したがってひとり暮らしでの7年間（83カ月）の在宅療養生活に要した費用の総額は約375万円、1カ月換算すると約4万5000円です。ヒロズミさんやナツさんなど長期に在宅医療をした認知症の方の場合、医療保険分や介護保険分、更に家政婦や自費ヘルパー代を含めた総額は月6万円以内で収まっています。

次に肺がん末期のミチヨさん（A6参照）の例を見ましょう。ミチヨさんは、起き上がれなくなってから家政婦が見つかるまで、4日間だけ尿道留置カテーテルを入れ、夜間セデーションを受け、その後亡くなるまでの3日間は家政婦を頼んだため自費負担分は4万5000円でした。いわゆるPPKのケースです。

認知症のタモツさん（90歳）は胃がんによる吐血で入院していましたが、12年11月26日、寝たきりのまま家に帰りました。当初、娘が家政婦を入れましたが、夜間セデーションで安心し、3日間で家政婦を断りました。12月13日穏やかに旅立たれ、自費負担分は4万5000円でした。

尿道留置カテーテルや夜間セデーションを利用せず、夜間の身体介護などを家政婦に依頼したケースも紹介しておきましょう。次の2例もいずれもがんの患者さんでした。

まず、認知症を持ちながらがんを発症したヨシコさんは、最後の19日間だけ昼夜の介護を家政婦に依頼したので、自費負担分は約30万円でした。

胆のうがんだったヒデコさん（A45参照）は、高熱が出て突然歩けなくなってしまいましたが、夜間セデーションを選びませんでした。家政婦を希望されたものの、すぐ見つからなかったため、見つかるまでの3日間を有償ボランティアに泊まりこんでもらい、その後、亡くなるまでの12日間を家政婦に依頼しました。自費負担分は約20万円かかったようです。

ひとり暮らしのがん患者はそれ以外に9人いましたが、この4人以外で自費負担分が発生した人はいませんでした。というのも、ひとり暮らしでがん死の人は、急変のプロセスをたどることが多いため、家政婦の助けを必要としないことが多いのだと思います。だから亡くなる少し前から家政婦を頼んでも自費負担分は30万円程度で収まることが多いのです。がんの人に限っていえば、費用負担についてそれほど心配をされなくてもいいという実感を持っています。

認知症の場合は療養期間が長いため100万円超となることもあります。尿道留置カテーテルや夜間セデーションを選ばず、夜間の身体介護を家政婦に依頼する場合は、さらにその分の費用がかかります。同居していない家族が費用負担をしぶる場合や、尿道留置カテーテルや夜間セデーションを選ばずに費用負担がかさむと、本人は自分の意思にかかわらず、家族の選択に従うことが多いのが現実です。そのために自分が望んだ在宅死ができなくなるとしたら、本人にとってこんな不運はありません。

いずれにしても、べらぼうな額ではないと思います。とくに脳梗塞などで身体障害者1級、2級、3級の人は医療費が無料になるので、当該の人たちが介護サービスを受けるために月々支払う金額は、介護保険料の月最大約3万6000円（要介護5の場合）だけとなります。身体障害者の対象になりにくい、がんなどの場合は所得に応じて医療保険が1割負担の人と3割負担の人がいます。

ひとり暮らしで在宅療養を続けてきた人が最後に寝たきりとなって亡くなるまでの期間は、がんの人で3日から10日間、認知症その他の慢性疾患や老衰の人は1カ月前後ということが多いです。つまり在宅で、無茶な延命治療を施さなければ、短期間で逝ける人がほとんどなのです。ですから、看取りのためにプラスαとして考えておくべき費用は30万円、多くても100万円くらいあればおおむね大丈夫なのではないでしょうか。

※文庫版への追記

２０１２年12月から17年11月までの5年間では、当院で看取った38人の独居の人を疾患別に分けると、がん26人（うち一人は認知症も併発）、非がん12人（認知症3人、老衰2人、慢性呼吸器疾患2人、肺炎1人、肺膿瘍1人、糖尿病性神経障害1人、慢性腎不全1人、全身性エリテマトーデス1人）でした。

在宅医療なら自費負担ゼロを希望されれば、医療保険・介護保険の枠内で収めることができます。だからお金がなくてもひとりで家で死ぬことができるのです。小笠原内科でも、自費負担のあった人は38人中5人（13％）、その中でも30万円以上かかったのは一人だけでした。この5人の方は「自費負担がかかってもよいから好きなことをしたい」と言い、皆さんその願いを叶えて旅立たれました。そのうちの1人、肺がん・食道がん・肝転移で在宅医療を受けていた男性（73歳）の例をご紹介します。ヨチヨチ歩きになってしまった男性は、訪問看護に訪れた訪問看護師の声かけになんとか目を覚まし、「デイサービスに行きたい」と希望されました。訪問看護師の介助で車椅子に乗り、やっとの思いでデイサービスへ行きました。デイサービスで過ごすことはできましたが、家に帰って一人で夜を迎えることが不安になり、デイサービスに宿泊をお願いすると1泊させてもらうことができました。翌日には東京に住む娘に電話で「明日、必ず家に来てくれよ」と話し、もう1泊したそうです。そして娘との約束の日、男性は自宅に帰り、旅立たれました。この男性が使った自費負担は2泊分の6000円でした。

Q59　老人ホームと違って自宅療養の場合なら、住居費がかからないのですから、長期的に考えれば、在宅は贅沢でもなんでもなく、本人が幸せなだけでなく社会のためでもある、ということでしょうか？

A59　そのとおりだと思います。老人ホームをつくるには膨大なインフラコストがかかります。自宅療養ならば本人の家で療養し、そこで亡くなるわけですから、国民の税金は使いません。

自分の家ならば安心して自由に暮らすことができ、その結果、安らかに旅立つ人が多いため、医療費や介護費も最小限です。既述のとおり、とりわけがんの人は費用負担の面からも「幸運」といえるでしょう。ただし在宅ホスピス緩和ケアを受けて元気になり長生きされることもあるので、その分医療費や介護費が余分にかかるかもしれませんが、そこはうれしい「誤算」でしょう。

ここまで読まれた方は、すでにお気づきのことと思いますが、在宅療養を続ける上で費用負担がもっとも大きいのは、訪問看護と訪問介護です。がんやＡＬＳ（筋萎縮性側索硬化症）など、厚労省が指定する疾患の人は訪問看護を医療保険で利用できますが、それ以外の人が訪問看護を利用するには介護保険の適用となります。

つまり在宅ホスピス緩和ケアを受けているすべての人のなかでもっとも費用負担が大きいのは、人工呼吸器をつけている（たんの吸引が必要な）人で訪問看護を医療保険で受けられない場合です。たとえば脳出血で人工呼吸器をつけている人や、肺気腫の人が肺炎などにかかって人工呼吸器をつけて治療を受け、その後、肺炎は治ったものの肺障害が悪化して人工呼吸器を外せなくなった場合などです。

がんの場合は病態が急変しやすく、短期間にさまざまな医療的ケアが必要になります。食べられない時は点滴で補ったり、がん性疼痛《とうつう》があればモルヒネなどを使ったり、薬の効果や副作用の有無などの評価を看護師に判断してもらうことなども含まれます。案外忘れられがちですが、患者さん本人はもちろん家族の心のケアも含まれます。ひとり暮らしの人の場合は、離れて暮らす家族が心安らかに遠くからサポートできる方法を考え、支援する必要もあります。

ＡＬＳの場合も必要とされる医療的ケアが他の疾患より多いからか、厚労省のモデルケースになっていると思っています。

ＡＬＳやがんなどの人は、たんの吸引に必要なケアが多少増えたとしても、訪問看護を医療保険でまかなえるために自己負担はそれほど大きな額にはならないでしょう。生活保護受給者の場合、自己負担はありません。そう考えると、日本は、メディアなどで取りざたされるほど社会保障制度が貧しいわけでもなく、世界的に見ればむしろ制度に恵まれた国といえるのかもしれません。

Q60　短時間巡回介護・看護で充分とおっしゃいますが、1回のたんの吸引に20分未満で足りますか。

A60　吸引だけをサッと終える分には20分で充分ですが、うまくいかなくて手こずる時や、なにか少しでも異状があれば医師・看護師に連絡し、その指示を仰ぐ必要があるので、20分では終わらないでしょう。さらにおむつ交換などのプラスαが加わると、30分もしくは60分になる場合も出てくるかもしれません。回数によって介護保険サービスの限度額は超えるため、超過分は全額自費負担となります。

Q61　今後は、ヘルパーもたんの吸引や点滴の交換などかんたんな医療行為ができるよう、規制緩和してもらう必要がありますね。看護業界、介護業界がその「抵抗勢力」に

なっているのではありませんか。デンマークで訪問介護に同行した際は、ヘルパーが点滴のチェックやたんの吸引をしている姿に、日本でもこれができれば、とつくづく思いました。なぜできないのでしょう。

A61 家族ができる医療的ケアをヘルパーにも認める動きは、少しずつ進んできています。既述したとおり、「たんの吸引」「胃ろうの管理」は12年春から研修を積んだヘルパーにも認められました（A28、41参照）。

私はかねてから、家族ができる医療的ケアはヘルパーにも認められて、はじめて在宅ケアの風景は変わるだろう、と考えてきました。これまでの「家族には許された医療的ケア」にしても、それが主治医の指示と責任の下に行われる限りにおいてリスクは少ないと思うからです。

たとえば、同居家族に「点滴の針を刺してください」とお願いするわけではないのです。でも、「（末梢血管で点滴をしている）AというボトルとBというボトルを交換してください」とか、「点滴液がなくなったら、針をスーッと抜いてください」ということくらいは、お願いすることもあるわけです。であれば、それを日常的に患者さんの身の回りの世話をしてくれるヘルパーにお願いできるようになれば、在宅ひとり暮らしの人にどれほどの福音をもたらすことになるでしょう！

医療的ケアも同じような理由で特定の資格保持者にしか許されていません。たとえば、点滴業務はもともと医師だけに許された行為でした。私も大垣市民病院を辞し名大病院に勤務していた時、ズラリと並べられた点滴のボトルを前に、看護婦長（当時）から「点滴はすべて医療行為ですから、間違っても看護婦に点滴指示などしないでください。医療行為は看護婦の仕事ではありませんから」とピシリと釘をさされたことをよく覚えています。

しかし現実はどうでしょう。じつに多くの医療機関で医師の指示のもと、看護婦が点滴を行っていました。

その現実を踏まえて、ようやく「看護婦・看護士は点滴をしてはならなかったが、『看護師』と名称統一されてからは点滴をしてもよい」というふうに変更になったのだと思っています。それと同じことが、ヘルパーの医療的ケアを一部認める動きになったのでしょう。

介護保険制度ができた当時は、点滴のチェックはヘルパーが当然のようにしており、たんの吸引や胃ろうのケアをしていたグループホームもありました。家族の同意はもちろん、前もって主治医や看護師の指導を受けているので、トラブルの報告は聞いたことがありません。

一方、在宅の場合も、ヘルパーが患者（や家族）に頼まれて、やむにやまれず医療的ケアの手伝いをするケースは少なくありませんでした。それで現実はなんとか回ってきたのです。

そろそろ看護業界は「家族に許された医療的ケア」はヘルパーにも許されることを受け入れ、看護職は「特定看護師」として新たな分野への進出を考える時期が来たのではないでしょうか。今後、看護師がすすむべきモデル像のひとつは、医師の事前指示や包括的指示の範囲内で医療行為をする特定看護師や多職種連携のキーパーソンであるトータルヘルスプランナー（ＴＨＰ）です。

今後さらに超高齢化する社会では、「最期まで住み慣れた家で暮らし、穏やかに逝きたい」と願う人の数はますます増えると予測されています。当然、医療的ケアのニーズも高まるでしょう。専門家が資格をめぐって縄張り争いをしている猶予はありません。

Q62　介護職の職域の拡大、技術や力量の向上、労働条件の向上がセットにならないと、なり手は増えないでしょう。どうすればよいでしょう？

A62　そのとおりです。これまで看護師がしていた医療分野の仕事をしてもらうわけですから、あらためて知識や技術を習得する必要がありますし、責任も重くなります。訪問看護師との連携も欠かせません。そのためには当然、労働条件や地位向上を伴わなければなりません。

通常以上に医療的ケアの質や量が必要とされる方の場合は、重度障害者支援加算や、2012年度から新設された喀痰吸引等支援体制加算のように、事業所に報酬の加算がありますので、重度障害に対応できる介護職員等の処遇は当然厚くなるよう配慮されているはずです。私としてはそういう場合は報酬を2～3割はアップしてほしいと思っています。

なお、たんの吸引などの実地研修については、在宅の場合は個別性が高いので、直接ケアにかかわる訪問看護師が指導看護師となるべきです。その患者さんを熟知している看護師が指導することで、事故を未然に防ぐことにつながり、患者さんや家族からも望まれることでしょう。

第9章　離れていても在宅医療を受けられますか

——ICT機器を駆使した在宅緩和ケアはこうなる

何人ものドクターの往診についてまわって感じたことがあります。患者さんのお宅で過ごす時間よりも移動時間の方が長い！　これでは非効率。同じ時間を診察室で患者さん相手に過ごしたら、いったい何人の患者さんを診察できるだろう、自宅に往診に来てもらえるのは動けない患者にとって福音だが、これでは医療資源の無駄づかいじゃ！と厚労省の役人でもないのに、つい言いたくなってしまいます。訪問診療の適用距離は16km以内。とはいえ地域によっては渋滞があったり山道だったりして、移動時間はさまざまです。で、機会のあるたびに何人もの先生にお聞きするのが、最長どのくらいの時間距離までなら患者さんからのご依頼をお引き受けになりますか？　という質問です。これまでにお答えをいただいたケースは20分から30分まで。それ以上なら涙を飲んでお断りするか、近くにある他の医療機関をご紹介なさるとか。30分でも往復1時間。ご自分でハンドルを握るドクターもいて、ほんとにご苦労さま、という思いになります。たとえ距離があっても、ＩＣＴを使えばいいのではないか、在宅看取りに必要な介護・看護・医療の多職種連携のための情報共有ツールとしてもＩＣＴが活用されているとお聞きしました。少し前までＩＴと呼ばれていた情報技術は最近ではＩＣＴと呼ばれるようになりました。Information and Communication Technology（情報およびコミュニケーション技術）の略語です。「コミュニケーション」が入っているところがミソ。コミュニケーションとは双方向だからです。昔のドクターが電話でやりとりしたことを、今ならスカイプで、患者さんの顔色や様子を見ながら判断することができます。また訪問記録を瞬時に関係者の間で共有することもできます。地域医療のパイオニアのひとり、鹿児島の中野一司さんは患者さんのお宅への移動時間を使ってＰＣ入力をしちゃうそうですし（著書に『在宅医療が日本を変える　キュアからケアへのパラダイムチェンジ』医療法人ナカノ会刊、があります）、若手のドクター、遠矢純一郎さんはｉＰｈｏｎｅやｉＰａｄを駆使した共著で『スマホ、タブレットが変える　新ＩＴ医療革命』（アスキー新書）という本を出版しておられます。このツール、使わない手はありません。

小笠原先生もＩＣＴを活用しておられるとお聞きしました。どんな使い方ができますか、教えてください。

Q63　在宅医療は患者にとって福音ですが、同行取材をしてみて、医者の移動コストがばかにならないことを痛感しました。どんなに使命感を持っておられても、限界があるでしょう。往診の時間距離が何分以内ならお引き受けになり、何分以上ならお断りになる、という基準があれば、教えてください。

A63　開業した頃は、当院から1㎞以上離れた人への往診は断っていました。そんな私が、自宅で幸せな最期を迎えた方々に「家ならば、こんなに穏やかに旅立てるのだ」と教えられ、病院より在宅の方がその人らしく生き続けられることを確信するまでにいたったのです。

その確信を得て以降、往診の範囲は3㎞、5㎞と広がっていきました。時間にして片道15～20分程度でしょうか。山村部なら15㎞くらいまでは大丈夫かなと思っています。というのも山村部の患者さんや家族はどこかしらおっとりした風情で、訪問そのものをたいそう喜んで迎えてくれるため、30分くらいかけても行ってみようかという気持ちになるからです。まあ、常識的には時間にして片道20分くらいまで、距離にして約5㎞まででしょうね。それ以上の距離ではプラスαの理由が必要になるでしょう。

しかし、私の場合は、独居などの難易度の高いケースは、教育的在宅緩和ケアのために遠方の患者宅に赴くこともあります。その場合、もっとも遠かったのは高速に乗って45㎞かかる場所で、往復の移動時間は2時間以上でした。ちなみに訪問先での滞在時間は普通、5～30分くらいですが、せっかく遠方まで来たのだからと1時間以上になることもあります。

教育的在宅緩和ケアとは、在宅看取りの難易度が高いケースを患者宅の最寄りの医師、訪問看護師と、当院の医師、訪問看護師がトータルヘルスプランナーの地域包括ケアシステムのなかで協働しながら、ひとりの患者をともに在宅看取りまで支える実践教育でもあります。

医師や訪問看護師に、独居の看取りやモルヒネの持続皮下注射やケアの方法、ケアマネジメントなどを行ってもらい、「うまくいった」経験を積むことで技術や方法を少しずつ身につけてもらいます。これは、指導する側にも新たな発見や気づきをもたらしてくれる有益な方法です。

結果的に、指導を受けた医師の在宅看取り率が60％くらいから80％くらいまで上昇したり、実践した医師が別の医師に教育的在宅緩和ケアを行って看取りまで指導したなど広がりも見せています。

11年3月からはテレビ電話を使った遠隔診療の取り組みも認められましたが、まだ保険請求ができません。したがって、現実的には患者宅の最寄りの連携医にお願いして訪問してもらいます。さらにＩＣＴの遠隔診療では直接診察している場合よりも信頼性が落ちるという問題もあり、その点は訪問看護師が現場で丁寧なアセスメントを行い、かつコミュニケーションを深めることで信頼関係を深めていく努力が必要です。医師・看護師・患者・家族の気持ちがつながれば、ＩＣＴによる遠隔診療もより有用性を増し、主治医の訪問は月に1回でもうまくいくでしょう。

ともあれ一日も早く、ＩＣＴを使った遠隔診療に診療報酬がつくことを期待しています。診療報酬がつけば往診を引き受ける時間が片道20分から40分へ、距離も5kmから15kmの所まで延長されるでしょう。もっと遠距離や離島でも可能になります。

※文庫版への追記

２０１５年３月、官民合同異業種による研修団体である「フォーラム21梅下村塾」から財務省や厚労省の方々11名が小笠原内科へ来られ、8時間にわたり懇談しました。独居の方の往診同行や遠隔診療を見ていただき、在宅ホスピス緩和ケアや遠隔診療の有用性を理解していただきました。すると３年後の２０１８年４月、遠隔診療に診療報酬がつくようになったのです。遠隔診療が国に認められたことは、「ひとりでも家で死にたい」という患者の願いを叶える大きな前進だと思います。

しかし、この診療報酬にはまだまだ多くの課題があります。例えば「主治医として半年以上診療していない場合は保険請求ができない」ことです。これでは余命半年以内の末期がん患者には保険請求ができない可能性が高いなど、患者本人の最期の生き方を尊重した医療・ケアが提供できるのか疑問が残ります。また、在宅医療の現場では、遠隔診療に慣れた訪問看護師の協力があれば、通常の対面診療に遜色のない診療ができます。訪問看護師が積極的に遠隔診療に協力するためにも、診療報酬に明記するなど、改善の余地があることを中央社会医療協議会でも検討していただけることを切望しています。

コラム

がん在宅看取りの難易度分類とがんの在宅看取り率

がん患者さんの在宅医療を行うなかで、診療所から患者宅が遠方だったり、介護力が少なかったり、同居している家族が在宅医療に消極的などの理由で在宅看取りが困難になるケースがあります。それら在宅看取りの難易度を、私のこれまでの経験から難易度Ｉ～Ｖに分けたのが在宅看取りの難易度分類です。この難易度と医師・看護師のスキルによって在宅看取り率は変わってきます。もともとかかりつけ医としてかかわっていた場合や、24時間対応の在宅療養支援診療所の場合は在宅看取り率が約10%アップします。

がん在宅看取りの難易度分類

難易度	評価項目		計
Ⅴ	患者と家族が断固反対。約30km 遠方。	各8点	8点以上
Ⅳ	患者と家族が反対。 独居の認知症。約20km 遠方。	各5点	5～7点
Ⅲ	患者または家族が断固反対。認認介護。 独居。モルヒネなどの麻薬にトラウマ。 緩和ケア病棟で苦しんでいる患者。 約15km 遠方。	各3点	3～4点
Ⅱ	患者または家族が反対。老老介護。 日中独居。未告知。麻薬に拒否感。 病院や自宅で苦しんでいる患者。 約10km 遠方。	各1点	1～2点
Ⅰ	患者と家族が在宅を希望。	各0点	0点

小笠原内科での在宅診療の経験にもとづき、在宅で看取れるかを患者さんのかかえる条件から難易度別に分けた。あてはまる項目があれば、点数を加算し、合計点数で難易度を判定する。

がんの在宅看取り率（推定）

看護師 医師	在宅医療 緩和ケア 未熟	片方 経験豊富	両方 経験豊富	THP が活躍
在宅医療 緩和ケア 未熟	Ⅰ 30%	Ⅰ 35%	Ⅰ 45% Ⅱ 20%	Ⅰ 50% Ⅱ 25%
片方 経験豊富 両方 経験あり	Ⅰ 40%	Ⅰ 50% Ⅱ 30%	Ⅰ 55% Ⅱ 35%	Ⅰ 60% Ⅱ 40%
両方 経験豊富	Ⅰ 50% Ⅱ 30%	Ⅰ 60% Ⅱ 40% Ⅲ 20%	Ⅰ 70% Ⅱ 50% Ⅲ 30%	Ⅰ 75% Ⅱ 60% Ⅲ 40%
がん プロフェッショナル 在宅ホスピス緩和ケア	Ⅰ 60% Ⅱ 40% Ⅲ 20%	Ⅰ 70% Ⅱ 50% Ⅲ 30%	Ⅰ 80% Ⅱ 70% Ⅲ 50% Ⅳ 20%	Ⅰ 90% Ⅱ 80% Ⅲ 70% Ⅳ 40% Ⅴ 20%

※病院での臨床経験が、８年以上の医師、５年以上の看護師を念頭にして、作成した。
※かかりつけ医として関わっていた場合や在宅療養支援診療所の場合、約10%アップする。
※小笠原内科の大まかな実績から割り出し、それ以外は推定した。
※がんプロフェッショナル在宅ホスピス緩和ケアとは、①在宅医療、②緩和ケア、③ホスピス（いのち・看取りの哲学）、の３つをマスターした人物が行なう。
（ともに小笠原文雄「日本在宅医学会雑誌」第12巻第１号　2010年８月）

Q64　大都市中心部では距離が近くても渋滞と駐車スペースの問題が、反対に過疎地では遠距離移動のコストがかかります。遠くにいても安心して医療機関とコンタクトを取れるしくみがあればよいのですが。

A64　だからこそ、テレビ電話機能付き携帯電話などによる遠隔診療が待ち望まれます。具体的には患者と医療者、双方がテレビ付き携帯電話を操作できる環境にします。互いの携帯画面に相手の顔が映ってお互い安心して話せますから、山間部、離島などどこであろうと、極端にいえば医師が外国にいても診療できます。

患者の体温、脈拍、血圧などは実際に患者宅を訪問する訪問看護師が確かめます。医師はどこにいても、それらのデータを確認すると同時に携帯のテレビ画面で患者の様子を目で確かめ、話すわけですから、だいたいの状況はわかります。その判断をもとに点滴の内容を変えたり、モルヒネを増やすなどの指示を出します。ただし、現行法では対面診療が基本のため実際に医師が訪問しなければいけません。だから、その場合は患者の地域にいる医師と連携を取り、顔を出してもらっています。そうすることで、その医師にとっては在宅ホスピス緩和ケアの実践を学ぶ機会にもなります。

遠隔診療の場合、医師と訪問看護師が連携協働すれば、患者の満足度は、訪問して対面診療をする場合の8割くらいの効果があると思っています。私は現在、厚生労働省の科学研究費補助金による遠隔医療調査研究の班員として遠隔医療を研究しています。このシステムは、遠隔地で震災の被害にあわれた方々を診る場合にも応用できるのではないでしょうか。今後ぜひ、広げていきたいと思っています。13年2月、ＩＣＴを使った『遠隔診療実践マニュアル』の教科書が発刊される予定です（『遠隔診療実践マニュアル――在宅医療推進のために』２０１３年3月、篠原出版新社刊）。私が総論（在宅医療を受けられる主な疾患）と各論（終末期医療）を担当し、ＩＣＴの使い方と有用性を執筆しました。14年の診療報酬改定では遠隔診療に点数がつくことを願っています。そうすれば日本中に広がっていくでしょう。

Q65　山間部、離島などのへき地に住んでいたり、さまざまな事情から医師の訪問医療を受けにくい環境にある人が、在宅を続けるための知恵を教えてください。

A65　当院では、すでにテレビ電話機能付きの携帯電話を使った遠隔ケアに取り組んでいます。当院から約20㎞離れた地域に住んでいるため、このシステムを活用し、基本的に往診なしで在宅医療・看護・介護のネットワークを組んだマユミさんのケースを紹介しましょう。

小学校低学年の子どもふたりを持つ35歳のマユミさんは胃がん末期で、肺や卵巣にも転移し、がん性胸膜炎・腹膜炎も思う状態でした。

２０１２年5月にはじめて往診した際、子どもに何もしてやれない、夫に迷惑ばかりかけてつらい、生きていても意味がない、抗うつ剤をもらっても心は晴れないと訴えられ、「死にたい、死にたい」とだけ繰り返していました。

彼女の話に30分ほど耳を傾けたあとで、私はこんなことばを口にしました。「死ぬにしても、このまま死ぬのはつまらんでしょう。やがて歩けなくなるかもしれないけど、今はまだなんとか歩けるし、ふたりの子の母であることも変わらない。この先、寝たきりになっても、この暮らしを続けるなかで母親としての役割は、いくらでもできるんだよ。その上、在宅ホスピス緩和ケアをしていると、びっくりするくらい長生きをする人もいるよ。マユミさんも、お盆を過ぎても元気で生きていられるかもね」。本人は考えこんでいるふうでしたが、その表情は少しだけ和らいだようにも見えました。

それから2カ月後のある日、地元の訪問看護師から私に「マユミさんが39度の熱を出した」と電話がかかってきました。「苦しがっています、先生、どうしましょう」と言われ、本人に直接電話口に出てもらい訴えを聞きました。不安げな本人に向かって、

「死んだら熱も出ない、熱が下がればまた元気になるから安心して。座薬（解熱剤）を入れたら熱は下がるから、あわてず、さわがず、大丈夫」といつもの話をし「外来が、終わったら往診に行くからね」と伝えました。

すると電話口のマユミさんから「いえ、こんな遠いところに来ていただかなくて結構です。だって、小笠原内科の理念は『癒しを提供するものは自ら癒されてなければならない』って、先生おっしゃっていたでしょ。外来でお疲れのところ、遠い道のりをわざわざ来ていただいて先生が疲れてしまわれたら私が困りますから、往診には来ないでください」と、そこはしっかりした口調で言われるのです。

驚いて、「行かなくていいの？」と畳みかけると「大丈夫ですよ、先生。携帯電話の画面で先生のお顔も見られたし、これから看護師さんに点滴してもらうから、大丈夫」とキッパリ答えられました。

その時からです。彼女が「死にたい」と口にしなくなったのは。以前は友人が見舞いに来ても会わなかったのに、この出来事を機に、元気だった頃のように友人とお茶を飲みに出かけたり、子どものサッカー観戦に行くこともありました。

11月に入り、体はほとんど動かせなくなってからも子どもたちと温泉に行き、その1週間後、ふたりの子にはさまれて寝ている間に旅立ちました。

このケースでは、私と小笠原内科のトータルヘルスプランナー（ＴＨＰ）が月1回、副院長が月1回、マユミさんの家から約5㎞の場所で開業している若い連携医が月2回訪問する態勢をとりました。訪問看護師は小笠原訪問看護ステーションからと、マユミさんの家からやはり5㎞程度離れたステーションと連携・協働し、そこから毎日訪問しました。

すべての情報がTHPの下に集まり、地域包括ケアシステムのなかで教育的在宅緩和ケアをしましたが、テレビ電話機能付きの携帯電話による遠隔診療が在宅医療に非常に有用であることを証明してくれるケースとして医師向けの教科書『遠隔診療実践マニュアル』にも書きました。

もうひとつ紹介します。教育的在宅緩和ケアの一環として遠隔医療にかかわっている、当院から15㎞の距離に住む72歳のハナさんです。ハナさんの家は250m手前に車を停め、半ばハイキングのように山道を歩いてたどり着く、山の中の一軒家です。

訪問のきっかけは12年1月、入院中だったハナさんのことで本人の妹が当院の相談外来に来たことでした。

「子宮に腫瘍があり、両方の肺に溜まった水を毎日600㎖程抜いています。顔が腫れ、1分間に5ℓの酸素を吸入しても動くのも苦しい状態が続いています。家には盲目の息子がいるだけなので姉が家に帰りたいと言っても許可されません。余命1カ月、退院したら5日の命と告知されました。どうしたらいいんでしょう」との内容でした。そこで、

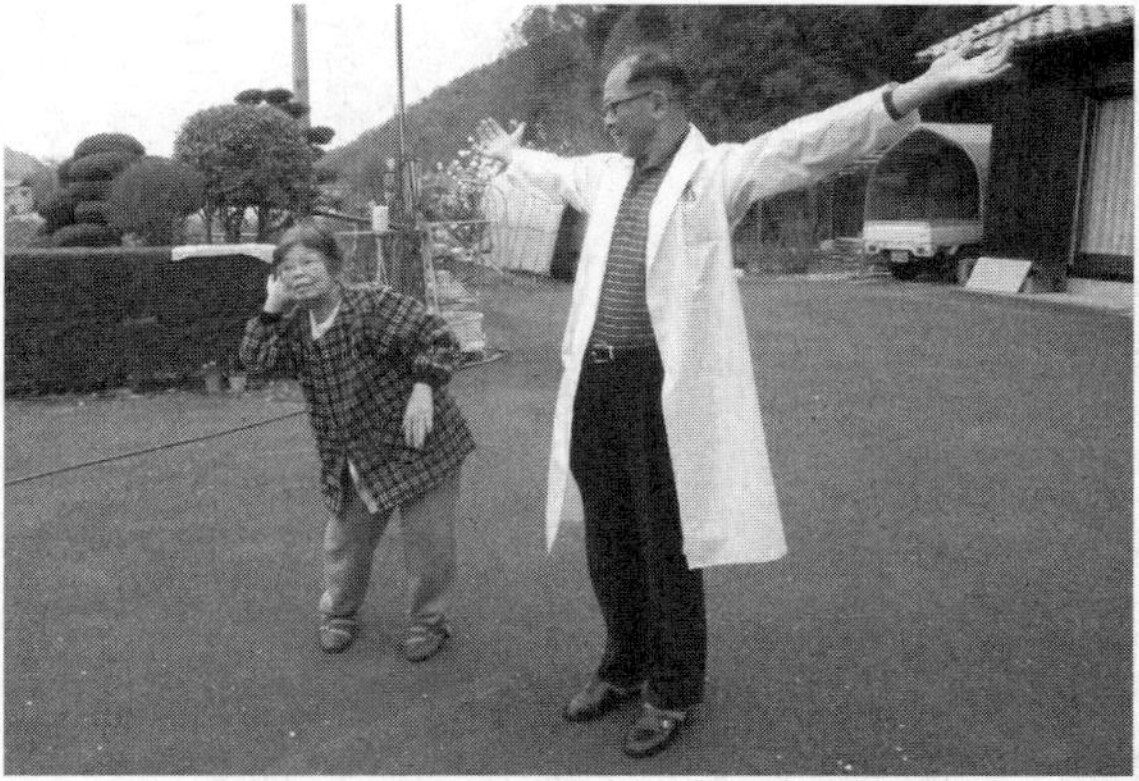

ひょっとこ踊りをするハナさんと「あ〜」と両手をひろげてあくび体操をする小笠原先生

「もし退院するなら万全の態勢をとります。病院の先生と相談してください。本人の願いに沿うことがいちばん大切です」と告げました。

2月、退院前の共同カンファレンスを行うために、ハナさん宅から8km離れた所で開業する連携医と10km離れた訪問看護ステーション、ケアマネジャー、当院の副院長、小笠原訪問看護ステーションのスタッフ、THPとでハナさんが入院する病院を訪ね、そこに病院の主治医、担当看護師、看護師長、退院調整の医療ソーシャルワーカー（MSW）とハナさんの妹が集まりました。私から「帰ることが本人の望みなのですから、家で死んだら本望ですよ」などいつもの話をし、翌日退院することになりました。

退院後、高カロリー輸液2000mlを

５００mlに減らし、苦痛を取るいくつかの治療とケアを施すと、ハナさんは少しずつ元気になっていきました。３月には庭へ出ることができ、４月には胸水が溜まっていたものの手押し車で庭仕事まで始めました。往診の際に、ひょっとこ踊りを披露してくれたこともあります。

８月、講演会で「在宅緩和ケアで朗らかに生きよう」というテーマでハナさんの事例を紹介した直後、ハナさんが「私がその患者です！」と言って声をかけてくれた時は、心《しん》から驚きました。私の隣にいた厚労省の官僚が「岐阜に来て一番うれしかったのは、ハナさんに会えたこと」と感激していたほどです。

４月には２０４０U/mlだった腫瘍《しゅよう》マーカーＣＡ１２５の値は、11月には21まで下がっていました。当初は月１回で始めた私の訪問も、４月からは２カ月に１回とし、そのほかに月１回訪問する連携医や整膚《せいふ》のボランティアなど多職種がかかわるＴＨＰの地域包括ケアシステムで、ハナさんの健康と暮らしを支えていました。12月現在、ハナさんは自分の家から８㎞と比較的近くにある連携医のクリニックに車で通院しています。

こうしてＩＣＴを使った遠隔診療をしながらふたつの診療所とふたつの訪問看護ステーションが連携・協働・協調する教育的在宅緩和ケアによって、ハナさんのような遠方の人も無理なく支えられます。ＩＣＴは遠方でもケアにあたる人たちとの情報共有が可能になり、直接診察しない時でも状態の把握ができる便利なツールです。

経験の少ない在宅医・訪問看護師・介護にかかわる人たちのスキルを上げるための教育的在宅緩和ケアは、今後の日本の新たな在宅医療の試みだと思います。

※文庫版への追記

２０１８年5月、ハナさんは元気に仕事をしています。ＣＡ１２５は9で正常値です。年2回、小笠原内科で開催している七夕会やクリスマス会に笑顔で参加されています。

第10章　送られる側、送る側の心がまえは

結局のところ、死に方は生き方、ということのようですね。

死ぬのはほかの誰でもないわたし。死んでいくわたしにその覚悟があるかどうか、です。在宅ひとり死が万人向けとは限りません。向き不向きがあると思いますが、小笠原先生の目から見て、どんな人が、在宅向きだと思われますか。また人によっては病院や施設をすすめたほうがよい場合もあると思いますが、どんな場合があるでしょうか。先生の臨床例で、こういう人なら在宅がうまくいく、という例があれば教えてください。

どんなに強がりを言っても元気なうちだけ。体も心も弱くなれば、誰かにいてもらいたいと思うもの、ともお聞きしましたが本当ですか。孤独や不安に押しつぶされそうな時。そんな時はどうしたらいいのでしょう?

小笠原先生が常日頃患者さんとどのように向き合ってきておられるか。死にゆく者に、

どのように対応なさるのか。最後にそれをお聞かせください。

Q66　お話をお聞きしてきて、在宅ひとり死を支えるひととしくみさえあれば、おひとりさまでも家で安心して死ねることがわかってきました。あとは死んでいくわたしにその覚悟があるかどうか、だけです。死にゆく者に必要な、心がまえや準備があれば、教えてください。

A66　ひとりで死んでいく覚悟があるかどうかだけだとおっしゃいますが、はたしてそうでしょうか。それほどの覚悟を持てるのは、高僧や修行僧、哲学者など限られたひと握りの人だけだという気もします。西行法師は断食をして死んだのではないかと宗教学者の山折哲雄さんが書かれています。西行法師にならって、最期は断食をすれば苦しみがないと考えて、実際にチャレンジする人もいるそうです。

しかし、まぁ、そんなに努力しなくても人間は必ず死ねるわけです。在宅ホスピス緩和ケアの哲学に共感でき、実際にケアを受ければ、苦しみは最小限にとどめながら、気楽に「ひとり死」ができるのですから、凡人は難行苦行をしなくてもよいのではないかと思います。

そういうことは、これまで在宅で看取ってきた患者さんたちがすべて教えてくれました。みなさん、最期は一様に仏さまのような穏やかなお顔や笑顔を見せて旅立たれていきました。なぜなら、多くの人にとって住み慣れた家は、「自由な癒しの空間」だったからだと思います。晩年にいたって、ほとんど目が見えなくなっていたある人は、「知らない所へ行くと周囲がわからなくて不安だけれど、家ならばなんとかひとりで暮らせる」と最後までひとり暮らしを続けています。

上野さんのお尋ねにある「必要な心構え」にあえてお答えするとしたら、残された日々を「自分が願うよう、満足がいくよう、納得できるように過ごすにはどうしたらいいか」を考えることだと思います。家族がいるなら、同居であろうと離れて暮らしていようと、「最期まで家で暮らしたい。しかし、入院したくなったら『入院する』と言うのでその時は頼む」とことばにして伝えておくことです。以心伝心は期待できないと思ってください。死んでからでは話もできないので、機会を逃さず、遺言を残すことも必要です。とくに、家族と離れて暮らしている人は、案ずる家族に「死ぬ前に会いたくなったら電話をするので来てほしい。呼ばなければ立ち会う必要はない。お前たちの人生をしっかり生きよ」と言ってあげるといいかもしれません。そう伝えておけば、亡くなったあと、遺族は「本人の願いをかなえられてよかった。ひとり死はやむを得ないし、後悔はしない」と腹を据えられます。

コラム　「在宅ひとり死の心がまえ」

①生まれる所は決められないが、死ぬ処は自分で決める。
②こころ定まれば、こころ定まる。だから穏やかに死ねる。
③その人らしい暮らしの中に希望死・満足死・納得死が訪れる。
④死ぬ時には全身に多幸物質が分泌されるので苦しくない。
⑤家族（親族）に自分の意思を伝え、記録に残す。
⑥寝る・暖める・笑うことが免疫力を高め、延命効果があるので、元気で長生き、最期まで機嫌よく。
⑦手を握ることで、触れ合う・かかわる・心が通う。
⑧のんびり、両手をあげて、あくびをする（心のなかでも可）＝A65の写真参照。
⑨在宅ホスピス緩和ケアの医師（ケアチーム）を見つけておく。
⑩お金はあればあるように、なければないように旅立てる。

Q67 在宅ひとり死を見送る側の心がまえを教えてください。

A67 元気な人の考えと、旅立ちが目前に迫った人とでは、在宅ひとり死に対する考え方は大きく異なることが多いものです。自分の人生観・死生観や価値観を優先するのか、それとも旅立つ本人の最後の願いをかなえてあげるべきかと考えれば、答えはおのずと出てくるでしょう。

在宅ひとり死を希望し、ひとりで亡くなっていく人はおおむね、「希望死・満足死・納得死」です。しかし、強制入院させられ、望まない病院で死ぬということは「孤独死・敗戦死・刑務所死」となる可能性が高いということです。繰り返しますが、私のいう孤独死とは、一般的にいう「ひとり暮らしでひとりの状態で死に、誰にも発見されず放っておかれた」死に方だけでなく、周りに誰かがいても誰とも心が通わず死んでいくことも含みます。

病院は治療の場ですから、治療法のなくなった人、告知を受けていないために嘘をつき続けなければいけない人には、医療者もあまり近づきたがらず、どうしても孤立しがちです。私が「(本当の)孤独死は病院で起きている」と感ずる所以《ゆえん》です。

「敗戦死」とは、病院で手術や放射線療法、化学療法で戦ったものの刀折れ、矢尽き、最後は治療法がなくなって死んでいくことです。「刑務所死」とはもっとも生命の安全・安心を守られてはいるものの、病院という自由のない、ある意味、刑務所のような場所で好きな暮らしも趣味も楽しめずに亡くなっていく死のあり方を表現しています。

いずれも少々荒々しいことばですが、現在の病院信仰を崩し、パラダイムシフトを起こすにはこれくらいショッキングなことばを使うことも必要ではないかと思っています。

見送る側の心構えとして家族に伝えることは「旅立つ本人の希望を聞き入れ、それがかなえられるように努力してください、そのために腹をくってください」です。これに尽きます。

コラム

「在宅ひとり死を見送る側の心がまえ」

①「在宅ひとり死の心がまえ」（A66参照）をしっかり理解する。
②旅立つ本人の意思をかなえることを最優先する。
③黙って見守ることも愛だ、と心得る。
④旅立つ人は自分のために家族が犠牲になることを望んでいない、と知る。
⑤慌てず、騒がず、驚かず、腹を据えることが肝要だと心得る。
⑥医療・介護、何事も過ぎたるは及ばざるが如し。
⑦癒しを提供するものは自ら癒されてなければならない。

在宅ホスピス緩和ケア医療機関を探すために

医療機関名	医療法人　聖徳会　小笠原内科		更新年月日	2018/4/8
種類	診療所（無床）　在宅療養支援診療所	○	日本在宅ホスピス協会	会員
在宅担当医師	常勤　４名 小笠原文雄、棚橋弘成、瀬恒曜子、藤田あづさ	非常勤　３名 田實武弥、小笠原真雄、佐野明江		
住所	〒500-8458　岐阜県岐阜市加納村松町３-３			
TEL	058-273-5250	FAX	058-273-6063	
E-mail	b.ogasaw@orion.ocn.ne.jp			
URL	http://www.geocities.jp/ogasawaranaika/index.html			
最寄りの交通機関	岐阜駅より徒歩10〜15分、岐阜バス　加納高校前バス停下車、徒歩５分			
対象地域	岐阜県　岐阜市　羽島郡笠松町・岐南町・羽島市・北方町 その他は要相談			
2017年対応患者数	在宅末期がん患者　101名／在宅看取り数　53名 在宅非がん患者数　196名／在宅看取り数　35名			
訪問看護	併設の訪問看護ステーション 他機関の訪問看護ステーションとの連携			
併設施設・コメント	居宅介護支援事業所（ケアマネジャー） 当院は、在宅緩和ケア充実診療所です。 2017年、在宅看取り率は独居を含め、98％でした。			
相談外来・その他備考	あり。予約制ですのでお電話ください。			
地図	http://www.geocities.jp/ogasawaranaika/access.html			

101ページにもありますが、在宅ホスピス緩和ケア医療機関を探すときに、どんなことに注目したらよいか参考のために、日本在宅ホスピス協会のデータベースから、小笠原内科の場合を転載しました。

（1）受け入れ可能な患者さんの条件

患者さんも家族も在宅ケアを希望し、家族が介護できる場合	○
患者さんも家族も在宅ケアを希望しているが、家族が介護できない場合	○
患者さんが在宅ケアを希望しているが、家族が希望しない場合	○
患者さんは在宅ケアを希望していないが、家族が希望している場合	○
患者・家族が在宅ケアを希望せず、緩和ケア病棟に入院するまでの間、在宅生活を希望する場合	○
1人暮らしの患者さんの場合	○
患者さんが病院で苦しみ悩んでいる場合	○
患者さんが緩和ケア病棟で苦しみ悩んでいる場合	○
患者さんが病名や病状を正しく理解していない場合	○
40歳以下の成人患者さんの場合	○
小児の患者さんの場合	要相談
遠方（時間的・距離的）の患者さんの場合	要相談
[その他、コメント]	

（2）このような方針で在宅ケアをしています

一定の方針（基準やマニュアル）に従ったケアを行っています。	○
患者さんや家族には在宅医療やケアの方針を文書で説明しています。	○
患者さんや家族には在宅医療やケアの方針を口頭で説明しています。	○
[その他、コメント]	

（3）在宅ケアの具体的内容です

【A】医師の訪問

定期的な訪問と必要時24時間いつでも往診します。	○
定期的な訪問と必要時なるべく往診します。	
定期的な訪問のみ行います。	
必要時のみ往診します。	
24時間電話連絡を受け取ることができます。	○
[その他、コメント]	

【B】訪問看護師の訪問（連携先の訪問看護ステーションからの訪問も含む）

定期的な訪問と必要時24時間いつでも訪問します。	○
定期的な訪問と必要時なるべく訪問します。	
定期的な訪問看護のみ行います。	
必要時のみ訪問します。	
24時間電話連絡を受け取ることができます。	○
[その他、コメント]	

【C】医師・看護師以外の訪問

必要があれば、歯科医による訪問診察を依頼します。	○
必要があれば、薬剤師による服薬指導を依頼します。	○
必要があれば、訪問リハビリテーションを依頼します。	○
必要があれば、管理栄養士の訪問を依頼します。	○
必要があれば、ケアマネジャーの訪問を依頼します。	○
必要があれば、ヘルパーの訪問を依頼します。	○
必要があれば、ボランティアの訪問を依頼します。	○
必要があれば、心のケアの担当者の訪問を依頼します。	○
[その他、コメント]	

【D】在宅ケアで行う医療内容

（1）痛みの緩和

身体的な痛みだけでなく、心の痛みや苦しみもケアします。	○
一定の方式（例えばWHO方式）に従った疼痛緩和を行います。	○
経口モルヒネやオキシコドンを用いた痛みの緩和を行います。	○
フェンタニルパッチを用いた痛みの緩和を行います。	○
モルヒネ坐薬を用いた痛みの緩和を行います。	○
モルヒネ等の持続皮下注射を用いた痛みの緩和も可能です。	○
モルヒネ等の硬膜外持続注入を用いた痛みの緩和も可能です。	○
[その他、コメント]	

（2）在宅酸素療法

酸素濃縮器（空気から窒素を分離し、酸素を濃縮して供給する機械）を使用することが可能です。	○
液体酸素（酸素を液体にしたもの）を用いることができます。	○
[その他、コメント]	

（3）栄養・補液

経鼻栄養（鼻から管を入れて栄養分や水分を投与すること）を行うことが可能です。	○
胃瘻（腹部の皮膚から胃に管を入れ、そこから栄養や水分を投与すること）の管理が可能です。	○
末梢血管（腕・手などの静脈）からの点滴を行うことが可能です。	○
CVポート（中心静脈栄養のための医療機器）による高カロリー輸液が可能です。	○

（4）検査

超音波検査をご自宅で行うことが可能です。	○
X線撮影をご自宅で行うことが可能です。	×
[その他、自宅で可能な検査内容]	

（5）その他の医療処置

胸腔穿刺（胸水を除去すること）をご自宅で行うことが可能です。	○
腹腔穿刺（腹水を除去すること）をご自宅で行うことが可能です。	○
腎瘻（腹部の皮膚から腎臓へ管を入れて尿を取ること）の管理をご自宅で行うことが可能です。	○
必要な場合は輸血をご自宅で行うことが可能です。（緊急時以外）	○
[その他、コメント]	

【E】入院施設との連携

特定の病院と連携をとっています。	○
必要に応じて非特定の病院を紹介します。	○
入院が必要な時は病院を紹介します。	○
必要な場合は入院先としてホスピスも紹介できます。	○
[その他、コメント] 「特定の病院と連携をとっています」の備考：オープンベッドの病院 「必要に応じて非特定の病院を紹介します」の備考：患者の希望により	

【F】その他の提供サービス（同一法人内からの提供も含む）

ご遺族に対する悲嘆のケアを在宅ケアの一環として行っています。	○
がん患者さん対象のデイホスピスを行っています。	○
代替療法（プロポリス、アガリクスの使用、リンパ球療法など）は患者さんやご家族の意向にまかせています。	○
ボランティアの養成講座を定期的に行っています。	○
[その他、コメント]	

（4）医療費についてご案内します

医療保険分以外にお支払いいただく場合があります。（交通費など）	○
最初に相談外来に来た場合の費用：3000円	
[その他、コメント]	

対談　小笠原先生、あなたはどうして「小笠原先生」になったのですか

上野　僧侶の息子である小笠原さんが、そもそも医師を志された理由から聞かせてください。

小笠原　高校1年の時、20歳だった姉が亡くなったことが大きかったと思います。その年の8月7日、姉は突然「足がしびれて歩けない」と訴え、そのまま地元の病院に入院しました。15日には立てなくなり、18日には目も見えなくなって、私に「ぶんちゃん、わたし死ぬから、おとうちゃんとおかあちゃんを頼むね」と言いました。その翌日、院長から「今日、明日の命でしょう」と告げられた父は、姉をおぶって病院の表玄関を出て、家に連れ帰りました。

家族で一晩泣き明かし、翌日、姉を家で看取りました。ぼくの地元では、大切な人を見送る時は、表玄関から、というよりも家の顔である座敷から、というのが一般的でし

た。病院で亡くなれば亡骸は裏玄関から出されてしまいます。父にすれば、20歳の娘を忌み嫌われるがごとく裏玄関から出されるなんて耐えられなかったのでしょう。

姉の死によって、治療もむなしく人が死ぬ現実を受けとめざるを得なかったと同時に、ここから「家で死ぬ」という哲学が始まったのかもしれません。

上野　その時に医者を志したのですか。

小笠原　医者を志したのはその年ではなく高校3年になってからでした。もともと数学が好きで、数学者になろうと京都大学の理学部数学科に願書を出していました。ところが、1月25日に父が下宿先まで来て「4年の間にわし死ぬかもしれんで、京都だと通えんから、名古屋大学（以下、名大）に変わらんか？」と言うのです。父は体が弱かったのです。たまたま近所に名大医学部の先生で僧侶をしていた人もいて、「医者と坊さんなら両立できるから、名大の医学部に変えたらどうや」と。

それでギリギリになって志望先を名大医学部に変更したわけです。あの頃、（当時の）国立大学一期校の願書締め切りは、たしか1月31日だったですよね？

上野　忘れました。細かな日付をよく覚えておられますね。

小笠原　昔のことほど覚えているんですよ（笑）。

上野　得度（仏教の僧侶となるための儀式）は何歳の時でしたか。

小笠原　9歳でした。小学校入学前から、葬式があると火葬場まで遺体を乗せたリヤカ

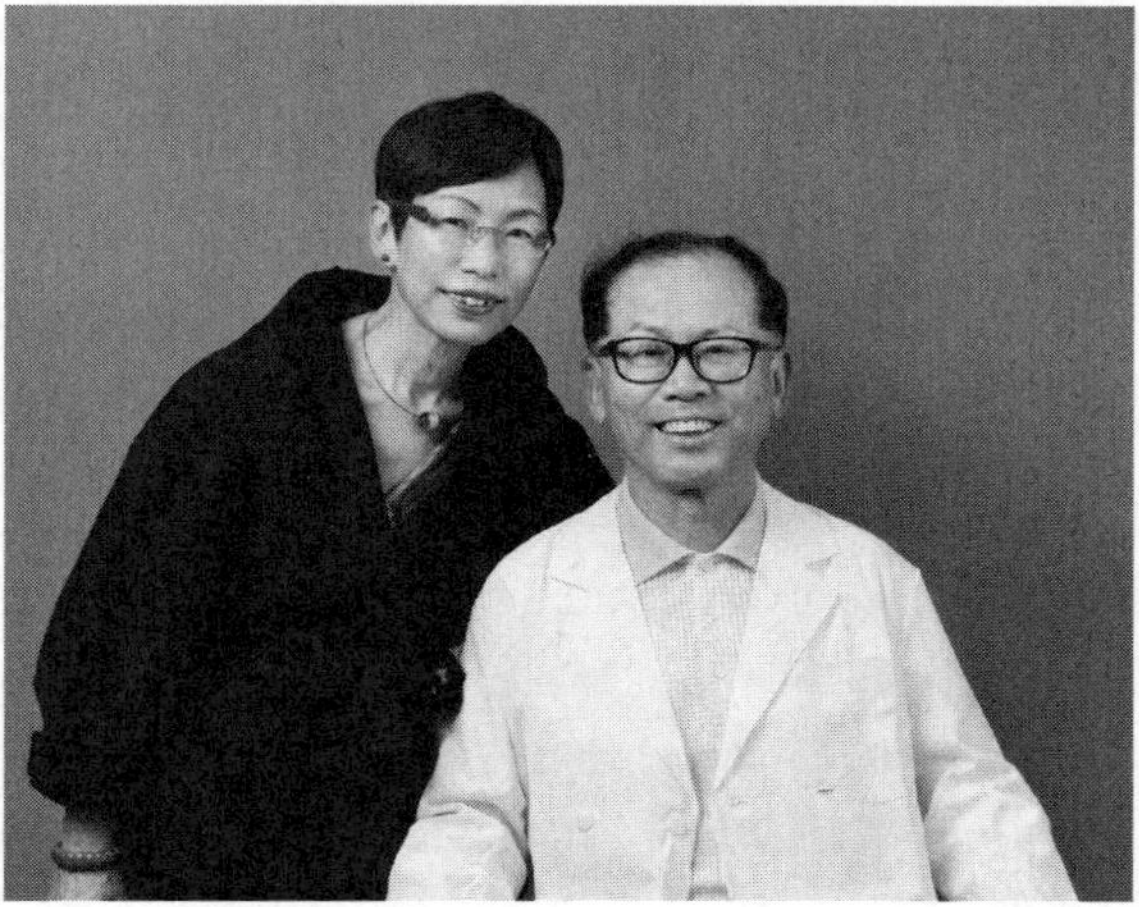

ーの前を僧侶の父と一緒に歩いたり、お勤めをしていました。9歳で僧侶の資格を取ってからは、袈裟《けさ》を着て、檀家回りをしていました。

上野　家業を助けるけなげな少年！ 反抗はしなかったんですか。

小笠原　しませんでした。父が結核を患ったり、腸閉そくで手術を受けたり、非常に体が弱かったので、自分がせざるを得ないと思っていました。

上野　数学者を志す人って、わたしの知る限り浮世ばなれした人が多いし、実際、人とつきあわずにすむ職業です。他方、医者は対人関係なしには成り立ちません。数学者と医者は、どちらになってもかまわないほど入れ換え可能な選択肢とは思えませんが。

小笠原　檀家回りをしてきたおかげで、誰とでも話すことに慣れていましたよ。

上野　数学者を志すとは、信者さんの俗事にまみれる世界から距離をとりたいと考えられていたのかな、と想像いたしました。

小笠原　そんな高尚なことは考えていませんでした。

抗がん剤を使わず、患者に嘘をつかずにすむ科を選ぶ

上野　医学部を出て、循環器科を選ばれたのはなぜですか。

小笠原　卒業後すぐに大垣市民病院に勤めました。当時、名大医学部を出ると、みな地方の病院に行きました。そこでいろいろな科を回るうちに、なんとなく内科が合いそうだな、と。

それで一般内科に入ったものの、がんの人なんかが次々に亡くなるわけです。当時は抗がん剤もバンバン使っていましたから、つらい亡くなり方をされる人も多かった。ところが、循環器科では、心臓や呼吸が止まった人にカウンターショック（電気的除細動）をしたり、いったん人工呼吸器をつけるなどしてよみがえらせ、元気に退院される姿を見たり、本人や家族に喜ばれることがすごくうれしかったわけです。生き返った人から臨死体験を聞くのも好きでした。

次に行った呼吸器科では忘れられない出来事がありました。抗がん剤の有効性について学会発表する朝、そのなかの1例だった50歳の男性が亡くなりました。抗がん剤さえ使わなければまだ生きられたかも、と後悔しました。その患者さんは、統計上（抗がん剤の効果が）「有効」になっていたので「（亡くなられたから）『有害』に変更しましょうか」と上司に相談したら、「短期報告だから有効だよ。5年生存率なら有害だけど」と。

上野　データはそんなふうに捏造《ねつぞう》されるんですね。

小笠原　データの取り方の問題で、捏造ではないんですけどね。21世紀になった頃、「短期報告でも有害」とデータの取り方が変わったようです。さらに消化器内科ではこんなことがありました。ここでもがんの人が入院中に苦悶の表情で亡くなられることが多く、上司に「がんの告知をしましょう」と進言したところ、「告知して落ち込んだ患者さんには心のケアが必要で、（ケアする側に）相当なエネルギーが必要だ。こんな忙しい病院でいちいち告知なんかしていたら、君が過労死してしまうからやめておけ」と言われました。

上野　40年前の話ですね。

小笠原　はい。それで、がんの患者さんに嘘をつかなくていい、抗がん剤を使わなくていい科に行こうと思って循環器科を選んだわけです。

病気で挫折し、現場から学ぶしかなかった

上野　それからいったん大学に戻られ、その後、開業されたわけですね。そのまま大学に残られたら、医局でご出世なさいましたか。

小笠原　大学に戻ってから4年間、診療をしながら研究生活をしていました。同級生100人のうち、12人が大学教授ですから、そのままおればどうなっていたのかなぁ（笑）。

上野　医局を出られた理由は。

小笠原　大学でのポストがなく、多くの人は博士論文を書いて医学博士になって出ていきました。ぼくも医学博士を取ったあと、再び市民病院に勤めたものの、医者の不養生なのか目の病気にかかり、勤務医としての激務はこれ以上無理だと開業を決めました。開業したら体重が1年で5キロ増えました。

上野　ストレス太りじゃなくて幸せ太りですね。ところで岐阜のような地方都市では地元の医師会ががっちり地盤を固め、世襲の開業医が多いのでは？　そこに新規参入される困難はありましたか。

小笠原　新規参入じゃなかったんです。というのも目の病気以来、リハビリのためにゴルフを始めたところ、ゴルフ仲間に開業医の先生がおられて、「引退するから、小笠原

くん、あとをやってくれんか」と。

上野　すごい軟着陸！　でも設備投資はかかったでしょう。

小笠原　4000万円かかりました。

上野　開業してから往診に出られるようになったのですか。

小笠原　当初は往診を頼まれても断ろうと思っていました。ところが、妻に「患者さんも気の毒だし、開業した時の借金があるから（往診を）断ったらダメ」と言われ、しぶしぶ始めたわけです。

上野　開業医になろうと決めた時に、挫折感はなかったですか。

小笠原　そりゃ、ありました。上司に開業は敗北だと言われていましたから。

上野　地域医療に志があってこの世界に入ったわけじゃないってことですね。

小笠原　そのとおりです。往診なんてなにをするのか全然わかりませんでしたから、看護師に「一緒に行こう」と。

上野　なるほど、その頃から看護師依存体質だったわけですね（笑）。

小笠原　はい、平成元年の開業当初からです。往診先で患者さんに暮らしのことなんか聞かれてもわからないけど、看護師は答えられるわけです。医者が行ってもしょうがないな～、と思い始めました。

上野　看護師に学ぼうという姿勢、その謙虚さがすばらしい。

小笠原　じっさい、ぼくより役に立つわけですから。
上野　それを認めることのできないお医者さんは多いですよ。いろいろな分野で一流のプロフェッショナルになった人たちを見て思うのは、現場に学ぶ能力が高いということです。
小笠原　目の病気以来、論文がほとんど読めなくなって、結局、学ぼうと思ったら患者さんや家族から話を聞くしかなかった。患者さんと家族にいろいろ教えてもらったおかげで、今のぼくがあるわけです。

小笠原先生が「小笠原先生」になった日

小笠原　最初の転機は平成4年2月4日でした。がん末期で在宅療養していた男性患者さんの家を朝8時頃に訪ね、診察を終えて帰ろうとしたら、奥さんに「先生、男の人って、この期に及んでも恰好つけるんですね」と声をかけられました。「どういうことですか」と尋ねたら、前の晩、夫に「明日、旅行に行くから鞄と靴を出して」と頼まれ、「どこに行くの。私も連れていって」と応えると、「君の行く場所じゃない。ぼくひとりで行く」と言われた、と。
枕元に鞄があったことは気づいていました。靴には気づけなかったので「靴は玄関に置くものでは？」と聞いたら、「主人は今日、旅立つんですよ。枕元に置いとかなきゃ、だめなんです」と言われ、この夫婦は、今日（夫が）亡くなると思っているんだ、と驚きました。

病院に戻って2時間ほどたった頃、奥さんから「今、亡くなりました」と電話がありました。「すぐ行きます」と言うと、「いいえ、もう亡くなったのですから、急がれなくても大丈夫。診察を終えられてから来てください」と。

上野　立派な奥さまですね。

小笠原　診察を終えて駆けつけると、こんなに穏やかな死に顔ってあるのか、と驚くほど、安らかなお顔でした。病院や救急救命の外来で最期まで苦しむ顔をたくさん見てきただけにカルチャーショックでした。その時はじめて、ひょっとしたら在宅死っていいことかもしれない、と気づきました。

上野　その日が小笠原さんを変えた日だったんですね。小笠原先生が「小笠原先生」になった日ですか。

小笠原　はい。それから1年の間に、家族に遺言を残して家で安らかに逝ったがんの患者さんがふたりも続き、自分の気持ちが在宅医療へと大きく変わっていきました。それまでは、電話を受けるたびに看護師に「ちょっと様子見てきて～」とか「がんの末期でどうしよう～」なんてやってたんですが。

上野　在宅死は安らかな死だとご自分で経験されると、患者さんへの接し方も変わられたのでしょうね。

小笠原　変わりました。患者さんができるだけ家にいられるには、どうしたらいいかを考えるようになりました。

上野　そうは言っても病院信仰はなくなっていませんから、重症化するほど入院したい患者や、させたい家族は多いでしょう。どうされていますか。

小笠原　最近は、誤嚥《ごえん》性肺炎を起こした場合でも、在宅の方が予後はいいですよ、と説明しています。がん末期なら、病院より自宅にいる方が苦しまず、安心して自分のペースで暮らし続けられますよ、と。

上野　そんなふうにホンキで説得する側に回られたのはいつ頃から?

小笠原　2000年に介護保険ができてからです。というのも、制度のおかげで、ずいぶんサポートしやすくなったからです。

上野　その前の年には訪問看護ステーションも立ち上げられましたね。

小笠原　ぼくが立ち上げたというより、看護師の方から、ステーションをつくってくれ、と。それまでも看護師は交代で患者さんの家を訪問していたのですが、「先生の指示で訪問看護に行くのはつまらん」と言うのです。「ステーションをつくってもらえれば、自分たちの判断で訪問看護ができます」と。

上野　ほお！　小笠原さんは看護師を育てる力量もおありですね。

小笠原　自分で仕事をするより、任せておいた方がいいと思っただけで……。
上野　経営者としてすばらしい才覚です。頼りにならないのも能力のうち！　中小企業でも、経営者が自分で隅々まで手を出してしまう会社は伸びないものです。
小笠原　まあ、確かにね。医者が細々と指示を出しちゃうと、看護師はそれだけをスッとやっちゃいますから。
上野　現場を見ていると、医師と看護師の関係もさまざまです。医者がリーダーシップを握って離さないところもあれば、看護師主導のところもあります。結果的に看護師主導の方が、うまくいっている気がします。
小笠原　そうだと思います。それがトータルヘルスプランナー（ＴＨＰ）の発想につながっていったわけです。

介護保険制度で選択肢が増え、在宅ひとり死が可能に

上野　介護保険制度のおかげでサポートしやすくなったというのは？
小笠原　制度ができてから、ひとり暮らしの人の看取りまでできるようになりました。制度以前は、訪問看護に入れるのはよくて週２、３回。制度後は、ヘルパーが毎日顔を出してくれるおかげで、とりあえず昼は安心して支えられるようになりました。夜の痛みは夜間セデーション、排泄の不安には尿道留置カテーテルで、気持ちよく、ぐっすり眠ってもらう方法を提案してきました。
上野　制度前は、みなさん、涙を飲んで入院されていた？
小笠原　ええ。ギリギリまで家にいても、最終的には涙を飲んで入院していました。そもそもヘルパーがいませんでしたから。
上野　介護保険でサービス提供者が増えたことは大きかったですね。
小笠原　大きかったです。選択肢が増え、介護保険と医療保険を使って最期まで家にいられる人も増えてきました。
上野　介護保険は確かに福音でしたが、それだけで足りていますか。
小笠原　がんの人はなんとかなる場合が多いですが、がんなど、厚労省が指定する疾患以外の人では厳しいのが現状です。ナツさん（A35、37参照）やヒロズミさん（A35、36参照）の場合も、月1～5万円くらい不足していました。ひとり暮らしで、がん以外の人は、介護保険の利用限度額を今の1割程度増やしていただけるとありがたいです。
さらに、ひとり暮らしの人にはヘルパーステーションに24時間つながるタッチパネルの導入も必要です（A27参照）。初期投資に多少費用がかかりますので、それについては国または市区町村から補助金を出していただきたい。
ついでに言えば、ひとり暮らしの人で尿道留置カテーテルや夜間セデーションなどを選ばず、その分を人手で補いたい場合は、介護保険の利用限度額を今の3割程度は増やさなければならなくなるでしょう。でも、それをすると今度は制度の運営にお金がかかりすぎて、結局、国民の負担を増やすことになりますから、慎重に進めなければならないでしょうね。

上野　日本人の死に場所が自宅から病院へと逆転したのは一九七六年のことです。死の「病院化」が起きてからこれだけ長いと、やっぱり最後は入院を選ぶ人はいまだに多いでしょう。入院でつらい思いをしても「こんなもんだ」と本人も家族も思いこんでいます。そうでない選択肢を知らないからです。

小笠原　そうですね。もし在宅医療の医者やチームが地域になければ、運が悪かったと諦めるしかないのかもしれません。

上野　家族の側に、自分の負担が重くなることへの抵抗感もあるでしょう。

小笠原　そういう人には「あなたさえいなければ、本人の（最期まで家にいたい、という）希望はかないますよ」と言います（A14参照）。「独居の人でもかなうのです。あなたのすることは、朝、おはよう、帰ってきたら、ただいま、寝る前におやすみなさい、と声をかけ、自分が家にいる間に患者さんが苦しんだら、訪問看護ステーションに電話するだけでいい。あとはすべてわれわれチームがしますから」と。

上野　重症の病人が家にいるというだけで家族は気の休まるヒマがありません。入院させたい気持ちには、病人から少し離れたい気分もあるのでは。

小笠原　病人が苦しんでいたり、介護に手がかかると、家族は疲れますし、気分も沈むでしょう。でも、その人が笑っていたり、ラクそうにしていると、家族も「ま、いいか」と思うことが多いようです。そのためにも、看護師、医者、ヘルパーなどがチームで支えることが欠かせないのです。

上野　一方、最期は家族に見守られて、という看取り信仰には根強いものがありますね。

小笠原　根強いです。でも、なにがなんでも死に水をとろうと思ったら、昼夜を問わず枕元に控えて「生きているか、死んでいるか」と様子をうかがい続けなければなりません。そんなことをされたら本人もイヤだし、家族もまいってしまいます。夫の臨終に立ち会えなかったことで血圧が上がってしまったカツヨさんのケース（A44参照）を経験して以来、家族には「本人が安らかに逝ければ最期の瞬間に立ち会わなくてもいいんですよ」と、繰り返し伝えるようにしています。

どこに住んでも独居の看取りが支えられる国を目指す

上野　今後、小笠原さんの実践に続く人は増えそうですか。

小笠原　増えています。さらに増えるように具体的にはふたつのことをしています。ひとつは当院を在宅医療連携拠点事業診療所として地域の医療従事者に働きかけています。

もうひとつは、ぼくがスーパーバイザーとして教えるから一緒に（在宅ホスピス緩和ケアを）しましょう、と教育的在宅緩和ケア（A63参照）を行っています。
ぼくがなぜ、この世界にはまったかといえば、家での療養と看取りを支えることで患者さんと家族に喜ばれる成功体験を積んできたからです。仲間を増やすには、ほかの医者やチームに同じ思いを経験してもらうことがいちばんの近道です。

上野　成功体験って大事ですね。でも、仲間を増やすことはライバルを増やすことになりませんか。

小笠原　かまいません。というのも、この先10年、20年は在宅ケアのニーズがどんどん増えますから、点ではなく面で支えないと岐阜市は回っていきません。ほかの地域も同じでしょう。日本中どこに住んでいても、独居の看取りがしっかり支えられるように技術、知識、認識を広め、国を変えることがぼくの使命だと思っています。

上野　伝道師としての小笠原さん、使命を自覚しておられますね。

小笠原　大学の後輩で、名大総長をしていた濱口道成先生から「小笠原先生だけが独居の看取りができても『学問』にはならない。多くの医療関係者が同じことができるよう、教育や啓蒙活動をしてください。還暦を超えたら社会貢献だけですよ」と言われて、自覚しました。

上野　わたしは開業医の娘ですので、シャッター通りと同じく「滅びゆく開業医」の後ろ姿を見てきました。この先、開業医の役割が再認識され、それを志す若い医者が増えると思われますか。

小笠原　さいわいなことに、在宅医療は今、診療報酬の面でも恵まれた状態ですから、この分野に関心を持つ若い医者は増えています。今後は、医療システムそのものを変えることも必要でしょう。今、入院している人の半数以上は在宅で療養した方がいい患者さんですから、病院勤務のプロフェッショナルな医師も、減らすことができる。勤務医が激務なのは、自宅ならばのんびり暮らせるような人まで入院させ、命を1分1秒まで長らえさせる医療や、訴訟から身を守るだけの医療に汲々としているからです。

上野　医学教育そのものを変えないといけませんね。

小笠原　高度医療を施すべき患者と、自宅でゆっくり過ごして人生の質を高めてもらった方がいい患者とをきちんと分け、どちらの大切さも教えていかないとだめだと思います。医学教育の6年間で、いのちの意味や人が生きて死ぬことについて学ぶ時間が1コマもない大学もあります。

上野　いのち以前に、いのちが生きる場である「暮らし」が大事ですね。医者が暮らしを見ていないということが問題です。

小笠原　暮らしを見ずに病気しか見ない。おまけに循環器なら循環器だけしか診ないというような専門医が集まると、ひとりのお年寄りに18錠もの薬を出し、うまくいかなくなっちゃう事態にもなります。このケースはぼくが在宅で診るようになって、薬を3錠に減らしたら落ち着きを取り戻しました（A36参照）。

上野　医者である小笠原さんに、僧侶であることはどう影響していますか。

小笠原　坊さんであることより、生や死について考える時に役立つのは哲学ですね。9歳で僧侶の資格を取った時に、父から「宗教の勉強はしなくていい、哲学を学べ」と言われてビックリしたことをいまだに覚えています。哲学をしっかり学んでおけば、あとは信心があれば宗教だし、なければ哲学だけでものごとは考えられる、と。

上野　医者としてかかわった人には、最後まで医者として通しますか。

小笠原　医者としてだけのかかわりです。

上野　死を意識した患者さんに「先生、死んだらどこに行きますか」と聞かれたら、どう答えられますか。

小笠原「あなたはどこに行くと思いますか」と聞き返します。「向こうに行ったら亡くなったご両親が待っておられますよ」という話をした方が本人の心が安らぐだろうと思った人には、方便としてそういう話をすることもあります。でも、確固たる信念で、死後の世界はこうだと語れる人なんていないんじゃないでしょうか。

上野　そこは宗教者ではなく、みごとに哲学的ですね。ところで、小笠原さん自身はどんな死に方をされたいですか。

小笠原　ある程度長生きして、がんで苦しまずコロッと逝きたいです。

上野　長生きってどれくらいですか。

小笠原　年齢じゃなくて、足腰が少しずつ衰えて……。できれば頭が清明なうちに。

上野　介護を受けるのはオッケーですか。

小笠原　はい。がんであれ、なんであれ、どのみち死ぬ前は介護を受けることになります。これまでぼくは、患者さん、檀家さんを含めて1000人以上の「最期のお顔」を見てきましたが、本当に安らかで幸せそうなお顔は、がんの人に多かった。だったら、ぼくもがんで、適切な在宅ホスピス緩和ケアをしてくれるチームに支えられ、遺言を残すべき人にはきちんと残して逝けたら最高かな〜、と思っています。

上野　まだ死にたくないですか。

小笠原　まだ生きていたいですね。使命を果たしていないですから。

上野　使命を果たしたと思えるのはいつ頃でしょうか。

小笠原　きっと日本在宅ホスピス協会の会長を辞する時ですかね（笑）。それまでは、上野さんも顧問としてご協力おねがいします。

上野　本が出たら、コンビを組んで「在宅ひとり死」の伝道に出かけましょうね（笑）。

小笠原　そうですね（笑）。

（2012年10月23日　東京にて）

あとがき

小笠原文雄

「ひとり暮らしでも本当に病院ではなく、家で病気のまま過ごせるのですか。看取りもできるのですか」。これは僕が講演した時、会場から聞かれる聴衆のみなさんからのことばです。全国の医療・看護・介護の関係者、患者さんを含む一般の人々に向けて「在宅医療」の講演をしますが、多くの驚きの声を聞きます。4年前、上野千鶴子さんが当院での往診に同行された際も衝撃を受けられたようでした。

僕が在宅医療に携わるようになってから24年、多くの患者さんを在宅で看取ってきました。この本に紹介できたのはほんの一部ですが、決して特別なケースではありません。そして僕が特別なわけでもありません。開院当初は未熟なかかりつけ医だった僕でも穏やかな在宅看取りを何件も体験することができたのです。現在では介護保険もあります。多職種協働のキーパーソンでもあるトータルヘルスプランナー（THP）の地域包括ケアシステムを使えば、ひとり暮らしの方を最期まで心豊かに支えることも可能になりました。

岐阜での取り組みを紹介します。岐阜では「岐阜在宅ホスピス安心ネット」という、同じようなスキルや考え方で在宅医療を実践している医師でチームをつくっています。そもそも、悪くなる前にあらかじめ手を打っておくのが在宅医療です。しかしもし安心ネットに在籍する医師の患者さんの容態が急変したとしましょう。通常では、最初に連絡を受けた訪問看護師が患者宅を訪問し、主治医に連絡が行くのですが、主治医が不在の場合、安心ネットに在籍する他の医師が代わりに往診をするという仕組みです。代わりの医師でも訪問看護師から情報を得ることができれば充分対応できます。だから、安心ネットは最後の切り札です。この仕組みを使えば患者さんが安心を得ることができるのはもちろん、在宅医療を実践する医師にも負担がかからなくてすむのです。

こうした仕組みや当院で指導し、認定したＴＨＰ（全国で15名）のケアシステムを全国に広げていければ「在宅ひとり死」はもっと身近になるのではないでしょうか。

現在の日本では病院で死ぬのがあたり前、どのような状況であっても救急救命が最優先、最期の瞬間は家族が立ち会わなければいけない……このような考え方が一般的です。しかし、在宅では笑顔で穏やかな最期を迎えることができます。在宅ホスピス緩和ケアチームのかかわりのなかでは、「在宅ひとり死」は孤独死ではなく、「希望死・満足死・納得死」だと思います。

「ひとりで死ねる。ひとりで死んだっていいんだよ」ということを日本のみなさまに知っていただければ幸いです。

死を直前にした人間の気持ちは、死を身近に感じていない人間には理解できない、ということがわかりました。だからこそ、多くの患者さんを自宅で看取ってきた私たちがなんとかしたいのです。死ぬ直前の人間の思いが「ひとりでも家にいたい」つまり「在宅ひとり死」ならば、大願成就できるように支えることが大切だと思います。

いのちというものは目には見えないけれど確かな存在、そのいのちが最期を迎えるとき、落ち着けるところで迎えたい。そんな方々にとって「在宅ひとり死」が選択肢のひとつとなることで、日本の看取りの文化が変革することを期待しています。

患者さんやご家族の皆さんが、この本をきっかけに生き方・死に方、いのちについて真正面から考えて、これからの人生のお役にたてば幸いです。

また、この本が医療・ケアに従事されている多くの皆さんにとってお役にたつことを願っています。

最後に患者さんやご家族、支えてくださった皆様、朝日新聞出版書籍編集部の矢坂美紀子さん、ライターの寺田和代さんに深く御礼を申し上げます。

あとがき

上野千鶴子

老後について研究してきましたが、終末期については、触れないようにしてきました。理由はどんな高齢者も今を生きているひとであって、死を待っているひとではないこと、いかに死ぬかより、お迎えの来るその日まで、いかに生きるかの方が、もっと大事だと思ったからです。

もうひとつ、理由があります。終末期を対象にすると医療が関係してこざるを得ないけれど……医者とできるだけかかわりを持ちたくない、と思ったからでもあります。医業と関係の深い家庭に育って、この職業のひとたちの社会性のなさに辟易《へきえき》して、できればおつきあいしたくない、と思っていたからなのですけれど。介護の研究をしてみて、介護の世界には志の高い、気持ちのよい人たちがたくさんいることを知りました。どんな制度もひとに担われる、こんな人材を産んだのなら日本の介護保険も捨てたものではない、とすら思ったものですが、医療の世界には近づくまい、と思ってきました。

　ですが『おひとりさまの老後』を書いて以来、わたしも順調に加齢しました。最近は周囲に同世代の訃報を聞くようになりました。親の世代の人々の訃報は悲しくても受け入れられたのに、同世代の訃報を聞くとやはりこたえます。いつお迎えが来てもふしぎはない年齢に自分も達しつつあるのか、という気分になります。

となると、終末は避けて通れません。いつかは誰もがたどる道。死亡率は100％です。おひとりさまのわたしが、おひとりさまのまま老いて、おひとりさまのまま介護を受けて、そのままそこで終末を迎えることができないのだろうか……と願うのは自然でした。それを裏付けたのが、各地の施設でお会いしたお年寄りのホンネでした。その方たちは「家に帰りたい」と願っておられたのです。

　家にいたい、は年寄りの悲願……わたしはそう思うようになりました。そしてその家には、誰がいるのだろう？　と考えるようになったのです。「家にいたい」は、家族とともにいたい、という意味なのだろうか、それとも、文字どおりの自分のおうちにいたい、という意味なのだろうか、と。

「家」はたんなる物理的な空間ではありません。目をつむっていてもスイッチに手が届き、暗がりでもほしいものが取りだせる、そういう身体化した空間です。どんなにすばらしい施設でも、ゴミだらけの粗末な家にまさることはない……お年寄りとつきあってみて、その気持ちは強まりました。

家で死ぬ……のは、そんなにぜいたくな望みなのでしょうか？

これまでは、そのとおりでした。看取ってくれる家族のいないおひとりさまには、そんな選択肢はありませんでした。

ですが、しだいに増えていく高齢単身世帯のもとで、高齢者の在宅医療を支える実践者たちが登場し、そのひとたちが単身世帯での終末を、選択肢に加えてくれるようになりました。

日本における在宅死はすべての死亡数のうちのおよそ13％（2015年）です。そのなかでも単身世帯の在宅死は今でもハードルの高い実践です。わたしはお医者さまに食いさがりました、家で死ねますか、同居家族のいないおひとりさまでも、可能ですか、と。

小笠原先生はそういうおひとりさまの在宅死を可能にしてくれる実践者のおひとりです。あんなに避けていた医療関係者とおつきあいしてみて、わたしの考えは改まりました。病院での医療をホームの医療、在宅での医療をアウェーの医療、と呼んだのは大熊ゆきさんですが、あえてアウェーの医療を引き受けようとする医者のなかには、患者に学ぶ謙虚な姿勢を持ったひとたちが多いことに気がついたからです。在宅は患者さんのホームグラウンド。医者はそのホームへの外来者にすぎません。相手の生活の本拠で、相手の暮らしの流儀に合わせて、せいいっぱいの努力を迫られるのは医者の方です。そのハンデの多い闘いを選ぶ医者には、患者さんの暮らしを最大限尊重する姿勢がありま す。病気だけを見ないで、暮らしのなかのひとを見るまなざしがあります。

こういう医者に共通するのは、ともにお年寄りの暮らしを支える介護職や看護職への評価が高いことです。

そうか、こういうお医者さまにならわたし自身のおひとりさまの最期を託してもいい……そう思えるようになったのは、わたしの研究の収穫でした。

あいにく小笠原先生は遠く岐阜にお住まいですが、いざとなったら岐阜に引っ越せばいいんだし……それに何より、先生が会長をなさっている日本在宅ホスピス協会に所属しているドクターが、各地にいらっしゃるのは心強いことです。

小笠原先生がどんな先生かは、終わりの対談をごらんください。この世の中に小笠原先生がひとりでは足りません、10万人くらいいたらいいのですけれど、小笠原先生のようなひとたちは各地で育っています。幸いに政府は在宅での看取りを支える方向へと政策をシフトさせつつあります。それをたんなる社会保障費抑制のためではなく、本当にお年寄りの幸せになる方向に持っていってほしい、そう願ってこの本をつくりました。お役に立てばさいわいです。

最後に小笠原先生、ご自分の経験とノウハウとを惜しみなく伝えてくださって、ありがとう。何度お礼を言っても足りません。そして本書を、何が生まれるかわからない卵の段階からあっためて、一人前の本に育て上げてくださった編集者の矢坂美紀子さん、ライターの寺田和代さん、ありがとう。誰の力が欠けても成りたたない、すばらしいチームワークでしたね。

こんな本がほしかった……多くのひとから、きっとそう思ってもらえる本になったと信じています。

落葉の季節に

文庫版あとがき

小笠原文雄

単行本出版から早5年。本書は「ひとり暮らしの方が家で死ぬなんて不可能だ。最期は病院か施設で迎えるのが当たり前」という当時の考え方に一石を投じる一冊となりました。出版後には各方面から大きな反響があり、講演会など啓発活動を行う機会を与えていただく中で、多くの国民が在宅医療に関心を持っていることを実感すると共に大きな手応えを感じた5年間でもありました。まず、この5年間で全国での「独居看取り数」は確実に増えました。小笠原内科でも、執筆終了前の直近5年間では18名だった独居看取り数が、執筆後の5年間では38名に倍増しています。

独居の看取りが増えた主な理由は、次の2つだと考えます。

【1】国民の意識の変化……本書や啓発活動によって、「独居の看取りは願えば叶う」、「在宅医療はお金がかからない」という認識を国民が持ち始めたことです。

【2】地域包括ケアの広がり……地域包括ケアとは、可能な限り住み慣れた処で最期まで自分らしく生きることができるように、地域の包括的な支援・サービスが提供できる体制のことです。2010年、内閣府における多省庁合同会議「健康・医療のまちなかづくりに関する有識者・実務者会合」において私は「在宅医療連携拠点・トータルヘルスプランナー（THP）のケアシステム・緩和ケア診療所・遠隔診療・教育的在宅緩和ケア・ACP（アドバンス・ケア・プランニング）」の必要性を提言しました。すると翌年の2011年には在宅医療連携拠点事業が開始され、これらは「地域包括ケア」として広がってきました。以下、1つずつご説明します。

①在宅医療連携拠点……在宅医療連携拠点とは医療や介護などの多職種が連携して、在宅医療を提供できるようにする拠点（在宅療養支援診療所、訪問看護ステーションなど）のことです。在宅医療連携拠点が機能することで多職種間において情報共有や人材の育成を行うことができるのです。この取り組みによって全国の市町村が主体の在宅医療・介護連携推進事業が実施されるようになってきました。

②THPケアシステムの確立……「ひとり暮らしでも家で死ねる」ようになった最大の理由は、介護保険ができたことと多職種連携・協働＋介入ができるTHPケアシステムの確立だと考えます。

介護保険については、この5年間で変更になった部分も多く、文庫化にあたって追加記載しましたが複雑化しています。新たに追加された項目で特に評価すべき点は、福祉の分野においても看取り加算がつけられたことでしょう。これにより質の高い地域包括ケアの推進が期待できます。この素晴らしい介護保険を後退させないことを願います。

続いて在宅医療の要であるTHPとは医療・看護・介護・福祉・保健のことを理解して多職種連携がスムーズに行えるようにする司令塔のことです。医療や介護など多職種が連携できるTHPケアシステムが機能することで、在宅医療チームのスキルが上がり、お金のかからない独居の看取りが実現可能になったのです。

小笠原内科が看取りまで支えた独居の患者のうち自費負担があったのは、本書執筆終了前の5年間では18人中7人（39％）でしたが、本書執筆後の5年間には38人中5人（13％）にまで減り、ほとんどの患者は介護保険と医療保険内で収めることができました。在宅医療ならお金がなくてもひとりで家で死ぬことができます。ですから、自費負担ゼロを希望されれば、医療保険・介護保険の枠内で収めることもできます。自費負担を必要とした5人の患者は、「自費負担があってもいいから、好きなことをして過ごしたい」と希望された方です。このようにTHPケアシステムが広がれば、地域包括ケアは進み、お金のかからない在宅医療を可能にするだけでなく、QOL（生活の質・生き方の質）を高め、さらにQOD（死に方の質）の高い旅立ちを叶える「在宅ホスピス緩和ケア」という在宅医療を提供できるようになるのです。

③緩和ケアの推進……2016年、在宅看取りの実績が多い在宅緩和ケア充実診療所に診療報酬がついたことにより、最期まで自宅で支える診療所が増えました。さらに同年、厚労省緩和ケア推進検討会において、私は構成員の立場から「緩和ケアは非がん患者にも行うべきです」と発言したところ、4か月後には非がん患者も緩和ケアの対象となりました。独居の非がん患者でも在宅看取りが容易に叶う時代になりつつあります。

④遠隔診療の導入……「遠隔診療」とは、離れた場所にいる医師と患者がテレビ電話を使って診療を行う医療行為です。小笠原内科では2002年から遠隔診療を行っていますが、医師がすぐに駆けつけることができない時でも、遠隔診療を行うことで「先生の顔が見られたから大丈夫。来てくれなくてもいいよ」と言う患者も多く、在宅医療を行う上で訪問看護師の協力があれば非常に有用だと実感しています。2015年には財務省などの官僚や経済界を担う企業団体などで構成された官民交流団体「フォーラム21梅下村塾」の11名が小笠原内科の視察に訪れ、8時間の懇談の中で有用性を共有しました。その3年後の2018年、遠隔診療に診療報酬がつ

きました。しかし、まだまだ課題も多く、最期まで本人の生き方を尊重する医療・ケアを提供するための遠隔診療を実践するには診療報酬上での改善が望まれます。

⑤教育的在宅緩和ケアの重要性……教育的在宅緩和ケアとは、在宅医療の現場において在宅看取りまで支えきるスキルのある人が、患者宅近くの医師やケアチームに実践教育することとです。特に独居など在宅看取りの難易度が高い患者の場合、スキルの高い在宅ホスピス緩和ケア医が教えながら一緒に診療し、成功体験を味わうことでスキルアップにもつながります。

⑥ACPの推進……「ACP」とはもしもの時に備え、最期まで本人の生き方を尊重するために前もって患者、家族と医療・ケアチームで話し合うプロセスです。２０１８年３月策定の厚生労働省「人生最終段階における医療・ケアの決定に関するガイドライン」ではACPの概念が盛り込まれ、生活の場（在宅）でもACPの必要性が認められたのです。

私は20年以上前から行っていますが、初回時のACPでは「歩けなくなったら入院する」と言っていたひとり暮らしの患者でも、旅立ちが近づいたときに行うACPでは「ひとりでも最期まで家にいたい」と気持ちが激変することを何度も経験しています。そこで、２０１９年に開催される日本医学会総会のシンポジウムの講演では「臨終の時も含め、ACPは最低2回以上行うことが必要である。そして、行為としてのケアだけでなく、こころのケアが大切である」と提言する予定です。

これからの日本に望むこと

在宅ホスピス緩和ケアがうまくいけば、旅立つ人は朗らかに生き、清らかに旅立ち、見送る人は笑顔でピースができます。私はこれまでの29年間で、独居61人を含む1000人以上の自宅看取りを行った経験から、このような旅立ちを〝なんとめでたいご臨終〟と呼んでいます。

この〝なんとめでたいご臨終〟を叶えるためには「緩和ケア」の基準が重要です。緩和ケアにおいて一番大切なことは「苦痛を緩和し、希望が涌くケアを行うこと」だと考えます。「希望」が湧くこころのケアを行うからこそ、QOLが上がり、笑顔で生きることができ、元気で長生きをする患者も多いのだと実感しています。

ところが、こころのケアを行うスキルのない医師は「緩和ケア＝苦痛を和らげることと」で妥協し、緩和ケアの基準に〝希望〟という言葉を使いません。希望がなければ患者の苦痛を取り除くことすらできなくなり、その結果、こころのケアを行うスキルがない医師が安易に「持続的深い鎮静」という医療行為をしていたようです。2016年にコメンテーターとして生出演したNHK「クローズアップ現代」の番組内でこの事実を知り、愕然とし、熟考を重ねました。

持続的深い鎮静とは、薬物によって永遠の眠りを与えることです。持続的深い鎮静をかけられた患者は、その瞬間「こころの死」を迎え、やがて「肉体の死」となり、二度死にます。だからこそ最後の手段であり、抜かずの宝刀なのです。しかも持続的深い鎮静は「殺行為」である安楽死と極めて似ているため、同意した家族の中には「自分たちが殺してしまったのでは」と苦しんだり、精神障害を起こす人もいます。

近年、安楽死に対する議論が取り沙汰されています。安楽死は漢字の持つイメージから、「安楽に死ねる方法」だと誤解されている方が多いのですが、自殺幇助や殺人です。つまり、暖かい空気に包まれた中で死ぬことができるはずもなく、「安楽死は安楽に死ねない死」であり、安楽死に似た持続的深い鎮静も同様です。持続的深い鎮静を行うということは在宅ホスピス緩和ケアの失敗です。つまり持続的深い鎮静も安楽死も、朗らかに生きて清らかに旅立てる〝なんとめでたいご臨終〟とは相反する行為であり、危機だと心を痛めています。自らが望む空間で、こころのケアを受けながら朗らかに過ごし、生きる喜びを感じながら最期を迎えられる在宅ホスピス緩和ケアを提供されれば、たとえひとり暮らしでも〝なんとめでたいご臨終〟が叶います。

「小笠原先生、ひとりで家で死ねますか？」と問われたら「〝なんとめでたいご臨終〟ができますよ」と答えることができる世の中になるためにも、日本国民の人生観・死生観に変革をもたらすような正しい在宅ホスピス緩和ケアが世の中に広がることを願っています。

２０１８年5月23日　感謝の日々　暖かく

文庫版あとがき

上野千鶴子

5年前に出した本書を、今回、文庫化にあたって読み直しました。いくつか制度や法律が変わって変更したところや、データを新しいものに入れ替えたところはありますが、それらを除いて、内容が少しも古びていないことを再確認しました。なぜなら、本書が「在宅ひとり死」の可能性について、基本のきを押さえているからだと思います。

医者の書いた類書はたくさんありますが、その多くは「わたしはこうやってきた」という体験談。あなたにはできてもよそでは……とためらいが生まれます。それに比べれば、「こんな時、どうする?」と徹底的にQ&Aを積み重ねた本書は実用書。もちろん小笠原先生の現場体験にもとづいていますが、情報が整理されて積み上げられていますから、他の現場でもきっとお役に立つでしょう、とお伝えした予言は当たりました。

この5年のあいだに、「在宅ひとり死」は、可能性から現実へと変化してきました。小笠原先生のように訪問診療をしてくださるドクターも次々に現場へ参入してきましたし、小笠原先生が会長を務めておられる日本在宅ホスピス協会が認定するトータルヘルスプランナー資格を持つ訪問看護師も、数が増えてきました。日本全国を見ればまだまだ絶対数は足りませんが、今や在宅ひとり死をささえる人材と資源は、あるところにはある、と断言してもよい状態になりました。その気になれば、在宅死は可能、独居でもハードルは越せる、と、頼もしいおことばを現場からは聞くようになったのです。

ちなみに、本書が出てからの5年間、小笠原先生は講演にひっぱりだこ。そのいくつかにご一緒しましたが、回を重ねるたびに講演のスキルがヴァージョンアップしているのを感じます。ある時などはこうでした。講演の最後に、「みんな〜、元気かい?」「イエーイ」と会場から答えてもらったあとに、「最期はどこで迎えたいかい?」「イエー(家)」でオチをつける……満場大爆笑でした。もともとお坊さんですから、法話はお手のものでしょうが、講演のうまさにも感心しました。

問題は、人材と資源はあるところにはある、ないところにはない、その地域間格差が大きいことです。だから、わたしは各地に講演に呼ばれるたびに、「御地では、ひとりで家で死ねますか?」と問いかけてきました。「イエース」ときっぱりした答えが返ってくるところもありますし、「ここでは無理、どうしたらいいのでしょう?」と不安げな声が返ってくるところもあります。それだけでなく、このところ10年近く、現場の専門職に「ひとりで家で死ねますか?」とお尋ねしてきましたが、ここ数年、急速に答えが変わった手応えを感じます。

10年前には「ご家族が同居しておられないと無理ですねえ」「独居ではどうですか?」「ハードルが高いです」とお答えが返ってきたのに、最近では「外野のノイズが少なければ少ないほど、やりやすいです」「独居でもOKです」と答えが変わりました。いやもおうもなく独居のお年寄りが増え、現場の専門職の「在宅ひとり死」に関わる経験値が上がってきたのだと思います。

小笠原先生が指摘していらっしゃるように、在宅みとりは介護保険があったからこそ。文庫版あとがきでも、制度の使い方に習熟したら、ほとんどの患者は医療保険と介護保険の範囲内で、自費負担なしで在宅で見送れるようになった、と書いておられます。それにしても、3年に1回の改定ごとに、使い勝手の悪くなるいっぽうの介護保険。社会保障財政を悪化させる元凶と、目の敵にされているようです。ですが、安心してひとりで家で逝けるように、これ以上一歩たりとも介護保険を後退させないよう、高齢者は団結して闘うべきではないでしょうか?

取材してきてつくづくわかるのは、高齢者はほんとにお家が好き。誰も家族のいないひとりだけのお家でも、お家が好き。そして高齢者が安心してひとりでいられる社会は、その子どもたちが安心して親をひとりで置いておける社会でもあります。
文庫化をきっかけに、本書がもっと多くの読者の手に届くことを祈っています。

桜の季節に

上野千鶴子《うえのちづこ》が聞《き》く
小笠原先生《おがさわらせんせい》、ひとりで家《いえ》で死《し》ねますか?

朝日文庫

2018年6月30日　第1刷発行

著　者　上野千鶴子《うえのちづこ》
小笠原文雄《おがさわらぶんゆう》

発行者　須田　剛
発行所　朝日新聞出版
〒104-8011　東京都中央区築地5-3-2
電話　03-5541-8832（編集）
03-5540-7793（販売）
印刷製本　大日本印刷株式会社

Published in Japan by Asahi Shimbun Publications Inc.
定価はカバーに表示してあります

ISBN978-4-02-261931-0
落丁・乱丁の場合は弊社業務部（電話03-5540-7800）へご連絡ください。
送料弊社負担にてお取り替えいたします。